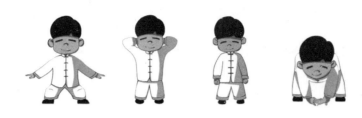

中医养生操

主 编 许 虹 杨 勇 倪克锋

副主编 陈海玲 方 锐 王大辉

编 委 （按姓氏笔画排序）

王大辉（杭州师范大学医学院） 罗 佳（杭州市中医院）

方 锐（湖南中医药大学中西医结合学院） 赵发林（杭州师范大学医学院）

许 虹（杭州师范大学健康与护理研究院） 赵桑桑（杭州卓健信息科技有限公司）

李冬梅（杭州师范大学健康与护理研究院） 倪克锋（杭州联众医疗科技股份有限公司）

杨 勇（杭州市中医院） 倪晓莎（杭州师范大学医学院）

张 晶（杭州师范大学医学院） 徐丽丹（杭州师范大学医学院）

张丽君（浙江绿康医养集团） 韩海成（杭州师范大学医学院）

陈海玲（杭州市中医院） 傅晓青（杭州市中医院）

范优阳（杭州市中医院） 童莺歌（杭州师范大学医学院）

林子琪（杭州师范大学美术学院） 谢 腾（浙江老年关怀医院）

林杭明（杭州市中医院） 楼 妍（杭州师范大学医学院）

秘 书 傅晓青（兼） 韩海成（兼）

人民卫生出版社
·北 京·

图书在版编目（CIP）数据

中医养生操 / 许虹，杨勇，倪克锋主编 . —北京：
人民卫生出版社，2020.9（2021.1 重印）

ISBN 978-7-117-29604-5

Ⅰ . ①中⋯　Ⅱ . ①许⋯②杨⋯③倪⋯　Ⅲ . ①养生（
中医）- 保健操 - 基本知识　Ⅳ . ①R161.1 ②R247.9

中国版本图书馆 CIP 数据核字（2020）第 129464 号

人卫智网	www.ipmph.com	医学教育、学术、考试、健康， 购书智慧智能综合服务平台
人卫官网	www.pmph.com	人卫官方资讯发布平台

中医养生操
Zhongyi Yangshengcao

主　　编：许　虹　杨　勇　倪克锋
出版发行：人民卫生出版社（中继线 010-59780011）
地　　址：北京市朝阳区潘家园南里 19 号
邮　　编：100021
E - mail：pmph @ pmph.com
购书热线：010-59787592　010-59787584　010-65264830
印　　刷：三河市国英印务有限公司
经　　销：新华书店
开　　本：710 × 1000　1/16　印张：10
字　　数：169 千字
版　　次：2020 年 9 月第 1 版
印　　次：2021 年 1 月第 2 次印刷
标准书号：ISBN 978-7-117-29604-5
定　　价：49.00 元

打击盗版举报电话：010-59787491　E-mail：WQ @ pmph.com
质量问题联系电话：010-59787234　E-mail：zhiliang @ pmph.com

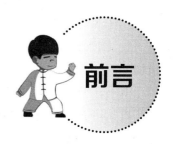

前言

2016年8月习近平总书记在全国卫生与健康大会上发表了重要讲话,强调要树立大卫生、大健康的观念,把以治病为中心转变为以人民健康为中心,建立健全健康教育体系,提升全民健康素养,推动全民健身和全民健康深度融合。中共中央、国务院先后印发了《中医药健康服务发展规划(2015—2020年)》与《"健康中国 2030" 规划纲要》,明确提出广泛开展全民健身运动,规范中医养生保健服务,推广太极拳、健身气功、导引等中医传统养生保健运动。中华文化历来讲求健康养生、祛病健身。中医养生保健操融合导引、按跷、武术和医理于一体,是中华传统文化中独具特色的养生运动。它在遵循生命自然规律的基础上,通过中国传统运动方式来疏通经络气血,改善脏腑功能,和畅精神情志,培育元真之气,将传统养生运动、中医药优势与健康促进结合,从而达到调摄儿童、妇女、中青年人群身心健康,提高老年人群生命质量和延年益寿的目的,这也正是开展中医特色健康管理的终极目标。

为了适应中医养生保健服务与中医特色健康管理的深入发展,传承中医传统养生保健理念,完善中医"治未病"与健康管理学科的内涵,满足民众对中医养生保健的渴求,本书编委会在前期《治未病概论》一书的基础上,梳理、总结中医养生保健运动的文献与实践研究,广泛汲取相关著作之精髓,组织编写了《中医养生操》一书,以期为中医养生保健服务的发展提供一定的理论与实践指导。

本书包括绪论、中医传统养生保健相关基础知识、不同人群(儿童、妇女、中青年、老年人)一般养生保健操,以及预防疾病的医疗保健操。全书共四章,图文并茂、深入浅出地介绍了适用于不同人群调理亚健康状态或进行疾病预防的养生保健运动,特别是对养生保健操的每一个动作要领进行了详解,并配有动作要领及经络、穴位示意图,使得太极拳、健身气功、导引、按摩等中医传统养生保健运动的习练更为简单、明了与普适。书中还附有八段锦、五禽戏、太极拳、易筋经、六字诀传统养生操视频,读者可以通过扫描二维码观看。本书适用于高等院校各专业学生作为选修课教材使用,可作为各级卫生行政管理人员、临床和社区医护人员的参考书,也可作为中医慢性病健康管理的科普读物。

本书在编写过程中,得到编者单位与上级卫生行政部门的大力支持,也得到了杭州市人民政府支持的杭州师范大学学科建设项目"基于区域发展的老年护理学科人才培养体系建设"的资助。同时,本书编委会通过初稿审定、主编审稿、定稿会和统稿等多个环节严格保证编写质量,并邀请杭州师范大学文创学院、美术学院本科生、硕士研究生参与教材的绘图制作。本书在编写过程中参阅和引用了同行的大量论著、教材与文献,在此一并表示衷心的感谢!由于中医药健康管理学科发展方兴未艾,编者水平有限,本书难免存在疏漏与不足,恳请同行专家及广大读者批评指正。

许虹 杨勇 倪克锋

2019 年 12 月

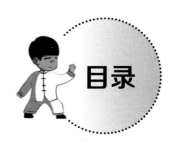

目录

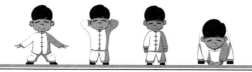

第一章 绪 论

中医学强调生命在于运动,运则立,动则健。机体正气的强弱,脏腑阴阳的胜衰,气血运行状况的畅滞,疾病抵御能力的大小,病情治疗和恢复程度的快慢等,都与运动息息相关。中医养生保健操具有悠久的历史、独特的理论知识、卓有成效的实践经验、鲜明的东方色彩和民族风格,融合导引、按跷、武术和医理于一体,是中华传统文化中独具特色的养生运动方式。中医养生操是中华民族的伟大创造,是我国传统文化中的瑰宝,也是中医学宝库中的一颗璀璨明珠,在世界医学健康领域中独树一帜。

第一节 中医养生操的起源

在中国,早至远古时期,人们就显现出了保健意识,如身体不适时进行按摩和拍打等活动,这是肢体动作类导引术的最原始形式。我国最早关于养生保健操的记载见于长沙马王堆汉墓出土的《导引图》,包括 44 个动作,包含了呼吸、肢体、器械以及模仿动物的运动操。到了战国时期,已有较成熟的并可独立用于治疗或养生的操术,如《庄子》所记载的"熊经鸟伸操"等,为当时的术士与医家所重视,后成为道教承袭的主要修炼方法之一。

(一)五禽戏

五禽戏又称"五禽操""五禽气功""百步汗戏"等,其最早起源目前尚无定论。根据《后汉书·方术列传·华佗传》记载,目前多认为它是在东汉末年由著名医学家华佗在《庄子》"二禽戏"的基础上,根据中医原理,模仿虎、鹿、熊、猿、鸟等五种动物的动作和神态编创的一套导引术。南北朝时期陶弘景在其《养性延命录》中详细地记载了五禽戏的具体操作步骤,"任力为之,以汗出为度",以达到治病养生、强壮身体的目的。

(二) 八段锦

八段锦是流传甚广的一项导引术,其最早出处目前尚无定论。根据南宋洪迈所著的《夷坚志》一书中相关记载,认为八段锦在宋代时已广为流传。在《导引图》中,至少有四幅图的姿势与八段锦图的姿势有相似之处,说明八段锦与《导引图》有密切的渊源关系。明清时期对八段锦的记载可谓琳琅满目,散见于诸多养生著作之中,如明代著名学者、气功养生家冷谦的《修龄要旨》,高濂的《遵生八笺》,周履靖的《赤凤髓》;清代养生学者徐文弼的《寿世传真》,郑观应的《中外卫生要旨》,娄杰的《八段锦坐立功法图诀》等。

现代八段锦功法不仅有文八段锦与武八段锦之分,还有坐八段锦、立八段锦之分,其中文八段锦和坐式练法相对恬静,运动量较小,适合晨练;武八段锦和立式相对运动量大,适合饭后一小时后练习。其"八"字,不是单指段、节和八个动作,而是表示其功法有多种要素,相互制约,相互联系,循环运转。

(三) 太极拳

太极拳结合了古代导引、吐纳之术和明代名家拳法,运用了中国古代的阴阳学说和中医经络学说。有关太极拳起源,众说纷纭,目前多认为其以陈式太极拳为起源,在长期演变中逐渐形成许多流派,其中陈式、杨式、吴式、武式、孙式等五个流派太极拳流传最广。1956 年,国家体委(现为国家体育总局)组织太极拳专家从杨式太极拳中择取 24 个不同姿势、动作,编成动作结构简单、数量合理、内容充实、易学易练的"二十四式太极拳",使得太极拳在国内外日益流行。

(四) 六字诀与易筋经

六字诀最早见于道教《神仙食呬金柜妙录》及《明医论》,南北朝时期梁代道士陶弘景在《养性延命录》中详细描述了六字诀。明代以前,六字诀没有肢体动作,单纯是吐纳功夫。明代以后,六字诀开始加上了肢体动作,将其与吐纳、导引结合起来。

易筋经是我国古代流传的一种功法,由释、道、武、医文化相互融合而产生,关于其起源有许多争议。据考证,易筋经是明朝天启四年(公元 1624 年)由天台紫凝道人所作。

第二节　中医养生操的整体中和观

在中医的认知方法中,其核心是强调天人合一与整体观念。中医学认为,人体是一个有机整体,并把机体的五脏六腑,在体、在液、开窍、五志、五音、五色、五味等与自然环境进行内在和外在关联,将人与自然界看成是一个统一的整体,某一部分受到损伤,整体的各个方面都可能受到影响。"天人合一"和"执中致和"是中医养生操整体中和观的具体体现。它包括"道法自然,平衡阴阳""精神内守,形与神合""松紧结合,动静相兼"的核心理念。

(一) 道法自然,平衡阴阳

道法自然,平衡阴阳是中医理论的立足点。《黄帝内经》记载:"阴阳者,天地之道也,万物之纲纪,变化之父母,生杀之本始,神明之府也,治病必求于本。"这是中医养生整体中和观的根本,它重视人与自然界的呼应,强调人应适应四时变化,顺乎自然,讲究天人合一的养生保健原则。中医养生操通过形神锻炼来维护机体的阴阳平衡,守之则健,失之则病。根据人生活起居的四时季节,中医养生操要顺应春生、夏长、秋收、冬藏的自然规律,要以"自然之道"滋养"自然之身"。

(二) 精神内守,形与神合

中医学非常重视调摄精神情志在养生中的作用。《黄帝内经》记载:"恬惔虚无,真气从之,精神内守,病安从来。"中医学很注重情志对健康和疾病的影响,精神涣散、情志异常既是病因也是病机。中医养生操中的导引术、五禽戏、太极拳、八段锦都要求意守丹田,注重神与形合、气寓于形,强调呼吸,重视守神。

(三) 松紧结合,动静相兼

中医学认为活动肢体能使机体气血运行通畅,这是保障生命活动正常的有效方法。《吕氏春秋》指出"流水不腐,户枢不蠹,动也。形气亦然,形不动则精不流,精不流则气郁",《黄帝内经》认为"久视伤血,久卧伤气,久坐伤肉,久立伤骨,久行伤筋"。同时,中医养生也主张运动适度,《备急千金药方》指出"养性之道,常欲小劳,但莫大疲,及强所不能堪耳"。练习中医养生操要注意劳逸结合,张弛有度,不宜过量,应松紧结合,动静相兼,动以练体,静以调神,动于外而静于内,这样才能达到人体的内外和谐,体现出"动中有静""静中有动""动静结合"的整体观念。

第三节 中医养生操的动作要领

(一)静心用意

练习时要求思想安静集中,专心引导动作,意之所至,动作之所出,要排除杂念,做到耳无闻,目无视,鼻无嗅,心不外驰,调整呼吸,专心体会。

(二)呼吸自然

练习前要求先做深呼吸,调匀呼吸。练习时,呼吸要自然平稳,以鼻呼吸,或口鼻并用,但不能张口喘息,要求缓缓吸气,轻轻呼气。

(三)轻灵沉着

练习时动作要轻灵沉着,不浮不僵,富有弹性,浑然天成,看似柔,实则刚,不忽强忽弱,不用拙力,轻松自然。

(四)缓慢连贯

练习时身体和精神都要放松,动作和缓,肢体灵活,不带棱角,速度缓慢,始终如一,一气呵成,不生硬停滞,如行云流水。

第四节 中医养生操的现代作用机制

随着人们生活、工作节奏加快,信息科技的发展,网络、电子产品的普及,人们的生活方式随之发生改变,网络生活明显增多,健身时间减少,使得亚健康人群明显增多。现代医学的快速发展,延长了人类的寿命,同时也赋予传统养生新的生命力。现代学者根据不同的需求和特点,结合古代中医养生的特点,制订出不同类型的保健操:根据其适用群体的特点分为儿童、妇女、中青年、老年人养生操;根据其主要针对的身体部位分为眼部、颈部、肩部、腰部等身体部位养生操;根据其所预防的特定疾病分为预防感冒、颈椎病、肩周炎、腰椎间盘突出症等养生操;根据不同类型的运动分为有氧运动和无氧运动。常练养生操可以增强体质,促进机体正常的生长发育,提高人体功能,延缓衰老,调节情绪,缓解压力,防治疾病,促进机体功能恢复。

(一)对心血管系统的作用

1. 改善心功能,提高心脏每搏输出量　研究表明,做中医养生操可改善心血管功能,提高血液循环速度,加快代谢产物的排出,并将氧气及营养物质运输至全身各处,增强人体新陈代谢能力;长期锻炼者每次心脏收缩的输出量比不参与锻炼的人提高10%左右。心脏每搏输出量的增加,可减少心脏的搏动次数,延长舒张期,使心脏得到充分的休息。

2. 改善血管张力　做中医养生操可使血管的收缩和舒张力度变大,毛细血管增多,血液循环顺畅,机体各组织器官获得更加充分的氧气和营养物质。

3. 提高组织细胞活力　做中医养生操可提高组织细胞的活力,增强红细胞的携氧能力和机体的抗病能力。

4. 调节血脂　做中医养生操可以有效调节血清脂蛋白浓度,在降低低密度脂蛋白的同时,可以有效刺激高密度脂蛋白,减少血脂在血管壁上的沉积,防止斑块产生和血管内腔狭窄。

(二)对呼吸系统的作用

1. 提高机体的通气功能　做中医养生操时机体呼吸加深加快,肺通气量明显增加。研究发现,运动可以使通气量从安静状态的每分钟6~8L增加到80~150L。肺活量是机体通气功能的重要指标,经常做中医养生操锻炼可以有效提高机体的肺活量。

2. 改善肺的换气功能　大量的研究证实,做中医养生操等运动可以扩张肺泡毛细血管括约肌,通过儿茶酚胺的调节增加通气肺泡的数量,从而增加呼吸膜的表面积。做中医养生操还可以增加右心室的泵血量,改善器官组织代谢,使氧气在肺部的扩散速率增大。

3. 改善组织换气功能　经常做中医养生操可以增加氧气在机体组织,尤其是肌肉组织部位的扩散率,做中医养生操时组织中的二氧化碳分压升高使氧解离曲线右移,促进组织换气。

(三) 对其他系统的作用

1. 神经系统　练习中医养生操可提高神经系统的灵敏性、准确性以及反应能力,使机体能够及时对身体的变化做出准确的判断,并进行相应的调整,有利于身心疾病的恢复。

2. 骨骼肌肉系统　中医养生操的各种动作需要相应肌肉、关节协调完成,左右侧身体相互配合,练习中医养生操可以使全身关节得到全面锻炼,增强肌肉强度和韧带弹性,促进关节的血液循环,防治骨质疏松,并且可有效预防关节炎的发生。

3. 免疫系统　通过做中医养生操进行适度的锻炼可改善体内免疫细胞的结构,刺激免疫细胞的生成和提高细胞膜上受体的活性,刺激胸腺分泌胸腺素,提高免疫系统功能,增强练习者的身体素质,预防诸如感冒、骨关节疾病,甚至癌症。

4. 心理健康　研究表明,做中医养生操可刺激“内啡肽”的产生,“内啡肽”可振奋精神,抑制低落情绪,使人感到心情轻松,从而缓解紧张,释放压力,预防心理疾病的发生。

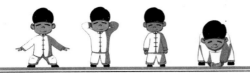

第二章　传统中医养生操精粹

　　中医养生操是在遵循生命自然规律的基础上,通过中国传统养生保健方式来疏通经络气血,改善脏腑功能,和畅精神情志,培育元真之气,从而达到调摄身心健康、提高生命质量、延年益寿等目的的运动。它是中华传统文化中独具特色的养生运动方式,融合导引、按蹻、武术和医理于一体,具有凝神定志、抱元守一、动静结合、刚柔相济、内外兼修、形神共养等特点。传统运动养生源远流长,早在战国时期的《吕氏春秋》中就有舞蹈养生祛病的记载,至东汉末年名医华佗创编五禽戏,其后医家巢元方编撰的《诸病源候论》专载养生方与导引术。历代医家的运动养生理念,使传统养生运动不断丰富和完善。传统养生运动通过意识引导形体运动,配合呼吸吐纳,使意、气、形三者高度协调一致,重视形、气、神三位一体的锻炼和调控,从而达到生命的优化状态。传统中医养生保健操功法种类繁多,其流派纷呈,特色各异,现择其精粹——八段锦、五禽戏、太极拳、易筋经与六字诀,详细介绍其功法和动作要领。

第一节　八　段　锦

　　八段锦是一种古老的中国传统保健养生功法,其动作简单易学,由八节组成,因此而得名。相传八段锦源自 12 世纪,锻炼时以调节气息引导肢体做前后、左右、上下全方位运动,进而达到活气血、通经络、强固五脏六腑的作用,是我国人民智慧和劳动的结晶。

视频1　八段锦

预备势

　　两足平开与肩同宽,正身收腹,头正平视,脊柱放松,双膝微屈,口齿轻闭,宁神调息，气沉丹田。

（一）两手托天理三焦

双手掌心向上五指交叉于腹前，随后缓慢向上托至胸前，双臂内旋向上托举，掌心向上，双腿亦随双手的托举而缓缓挺膝伸直，同时抬头目视双掌（图2-1）。

头回正，身体重心缓缓下降至双膝微屈，十指分开，双臂分别缓慢向体侧下落至双掌捧于腹前，还原。

托举、下落为1遍，重复练习6遍。

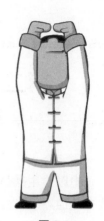

图 2-1

（二）左右开弓似射雕

接上式，左脚向左侧横开一步，双腿伸直，同时双手向上、手心向内交叉于胸前。

缓慢屈膝使身体下蹲成骑马步，右手握拳缓慢拉至右肩前，同时左手呈八字掌向左缓慢推出，与肩同高，手心向左，目视左手上方，稍作停顿，如同弯弓射雕，伺机而射。

随即将身体上起，顺势将两手向下划弧收回胸前，并同时收回左腿，还原成自然站立。

此为左式，右式反之（图2-2）。左右调换练习6遍。

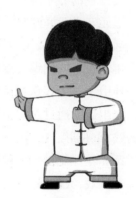

图 2-2

（三）调理脾胃需单举

接上式，自然站立，目视前方，双膝微屈，缓缓挺膝伸直，左手随之缓缓自体侧上举至头，翻转掌心向上，力达掌根向上举托，同时右手下按至右髋旁，掌心向下，稍作停留（图2-3）。

松腰沉髋，重心缓缓下移，两腿微屈，左手随之沿体前缓缓下落至腹前。右臂外旋向上回至腹前。

此为左式，右式反之。左右调换练习6遍。

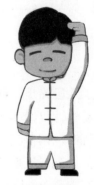

图 2-3

（四）五劳七伤往后瞧

接上式，双膝缓缓挺膝伸直，同时双臂向两侧外旋伸展，头部向左后转动，两眼目视左后方,稍停顿后,缓缓转正,再缓缓转向右侧,目视右后方稍停顿,转正(图2-4)。如此练习6次后,头部回正,双臂内旋回收,双手掌心向上置于腹前。

(五) 摇头摆尾去心火

接上式,两腿分开,屈膝下蹲成马步,两手按在膝上,虎口向内。

上体及头向右、前俯深屈,右膝屈曲,左膝伸直,随即左旋,至左膝屈曲,右膝伸直,在左前方尽量做弧形环转,头尽量向左后旋转,同时臀部则相应右摆,此为左式(图2-5)。

右式反之。左右交替练习6遍。

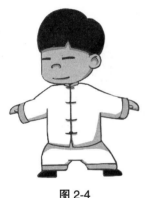

图 2-4

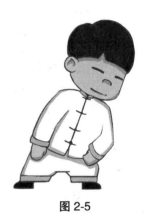

图 2-5

(六) 两手攀足固肾腰

接上式,挺膝站立,两臂向前上方举起,掌心向前,肘关节伸直,稍作停留。

双臂缓缓下落屈肘,双手顺腋下插至腰部,继而沿脊柱朝下摩运至臀部,而后以腰为轴,身体缓缓前俯,双手同时继续沿腿后向下摩运至脚面,稍作停顿(图2-6)。

双手向前伸直,随之带动上体缓缓起立,两臂伸直上举,掌心向前,目视前方,稍作停留。

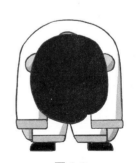

图 2-6

本式一上一下为1遍,做6遍,结束后双膝微屈,松腰沉髋,重心缓慢下移,同时两掌缓慢下落回复至腹前,掌心向上,目视前方。

（七）攒拳怒目增气力

接上式，两足横开，两膝下蹲呈骑马步。双手握拳置于腰间，拳眼向上。左拳缓缓用力向前方击出，同时右拳向后拉，顺势头稍向左转，目视左拳方向，稍作停留。

随后，缓缓收回左拳，击出右拳，要领同前（图2-7）。反复练习6次。

结束后，双脚收回并步直立，双手自然下垂置于体侧，目视前方。

（八）背后七颠百病消

接上式，身体放松，两手臂自然下垂，手指并拢，将两脚跟向上提起，稍作停留（图2-8）。

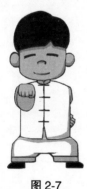

图 2-7

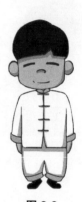

图 2-8

顺势将两脚跟下落着地，轻震地面。一起一落为1次，反复练习6次。

第二节 五 禽 戏

五禽戏是中国民间广为流传的一种传统健身方法，是优秀的民族健身功法之一，由五组模仿五种动物（虎、鹿、熊、猿、鸟）的动作和神态组成。相传由东汉著名医学家华佗根据中医原理编创而成。五禽戏以"阴阳五行学说"为指导，能够舒展人体肌肉、关节，舒筋活络，也有益于提高心肺功能，具

视频2 五禽戏

有强身健体的功效。

2011 年 5 月 23 日,华佗五禽戏经国务院批准列入第三批国家级非物质文化遗产名录。

预备势

在练习五禽戏之前,首先应做以下热身运动:

1. 两腿并拢,两手自然下垂于身体两侧。头平抬,下颌微收,目视前方(图 2-9)。

2. 左腿向左迈出一步,稍宽于肩。两膝微微弯曲,调整气息(图 2-10)。

3. 两掌向身体侧前方举起,屈肘,肘部与胸同高,掌心相对(图 2-11),然后掌心翻转向上。

4. 两掌向内翻转,于腹前缓慢下按(图 2-12)。

5. 重复以上动作 3 遍,两手自然垂于身体两侧,目视前方(图 2-13)。

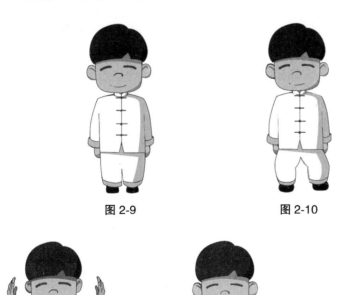

图 2-9　　　　　　　　　　　图 2-10

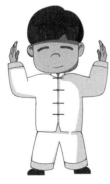　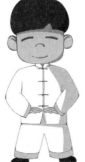　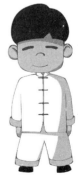

图 2-11　　　　　　　图 2-12　　　　　　　图 2-13

作用:帮助排除心中杂念,起到调息凝神、吐故纳新的效果。

(一) 虎戏

1. 虎举(虎戏手形见图 2-14、图 2-15)

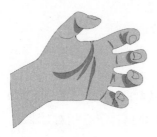

图 2-14

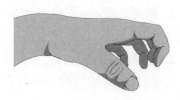

图 2-15

动作一:两腿分开站立,稍宽于肩。两手掌心向下,十指撑开弯曲成虎爪状。头自然下垂,目视双手(图 2-16)。

动作二:随后两手外旋,由小指至大拇指依次弯曲握拳,拳心相对,目视两拳(图 2-17)。

动作三:两拳缓慢上提至肩前时,十指撑开,掌心向上,举至头顶上方,目视两掌(图 2-18)。

动作四:两掌由小指至大拇指依次弯曲成虎爪状,外旋握拳,拳心相对,目视两拳(图 2-19)。

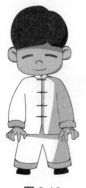

图 2-16

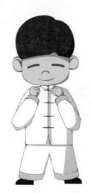

图 2-17

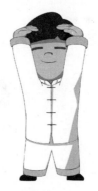

图 2-18

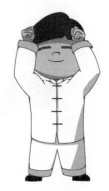

图 2-19

动作五:两拳缓缓下拉至肩前时,松拳变掌下按;后沿体前下落至腹前,十指撑开,掌心向下,目视两掌(图 2-20、图 2-21)。

重复以上动作3遍后,两手自然垂于体侧,目视前方(图2-22)。

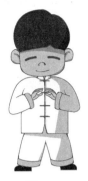

图2-20

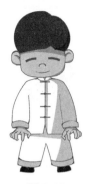

图2-21

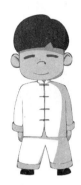

图2-22

2. 虎扑

动作一:接上式,两手握空拳,沿身体两侧上提至肩前上方(图2-23)。

动作二:两手向上、向前划弧,十指弯曲成"虎爪",掌心向下;同时,上半身向前俯,挺胸塌腰,目视前方(图2-24~图2-26)。

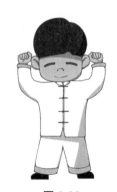

图2-23

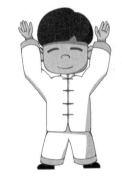

图2-24

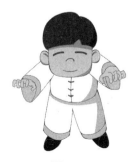

图2-25

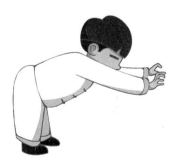

图2-26

13

动作三：两腿屈膝下蹲,同时两手向下、向前划弧至两膝侧,掌心向下(图2-27)。随后,两腿伸直,同时两掌握空拳沿体侧向上升举,目视前上方(图2-28、图2-29)。

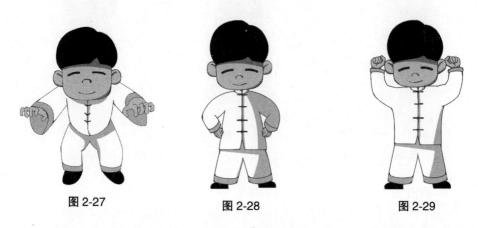

图2-27　　　　　　　图2-28　　　　　　　图2-29

动作四：左腿屈膝提起,两手上举,左脚向前迈出一步,脚跟着地,脚尖上翘,右腿屈膝下蹲,成左虚步,同时上半身前倾,两拳变"虎爪"向前、向下扑至膝前两侧,掌心向下,目视前下方(图2-30~图2-32)。

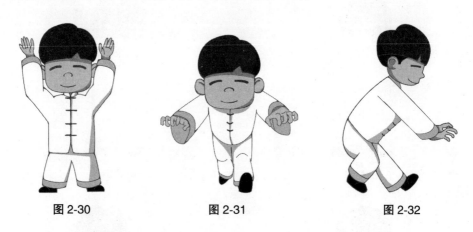

图2-30　　　　　　　图2-31　　　　　　　图2-32

动作五：随后上半身缓缓抬起,左脚收回,开步站立,两手自然下落于身体两侧,目视前方(图2-33)。

重复做以上动作1遍,唯左右相反。之后,两掌向身体侧前方举起,屈肘,肘部与胸同高,掌心相对,然后掌心翻转向上,接着两掌内合下按,自然垂于体侧,目视前方(图2-34、图2-35、图2-36)。

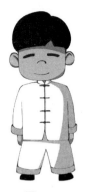

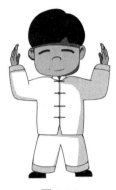

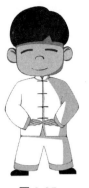

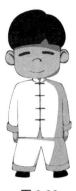

图 2-33   图 2-34   图 2-35   图 2-36

作用：练习虎戏可养护肝脏，并能防治颈部和腰部疾病，可起到缓解颈痛、肩痛、背痛、坐骨神经痛、腰痛的作用，利于腰背部健康。

（二）鹿戏

1. **鹿抵**（鹿戏手形见图 2-37、图 2-38）

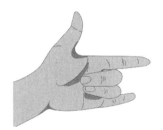

图 2-37

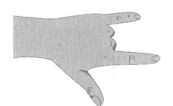

图 2-38

动作一：接上式，身体重心移至右腿，双腿微微弯曲，左脚经右脚内侧向左前方迈步，脚跟着地；身体稍右转，两掌握空拳向右侧摆起，拳心向下，与肩同高，目随手动（图 2-39）。

动作二：身体重心前移，左腿屈膝，脚尖外展踏实，右腿蹬直；同时，身体左转，两掌成"鹿角"向上、向左、向后划弧，掌心向外，指尖朝后，左臂弯屈，肘抵靠左腰侧，右臂举至头前，向左后方伸抵，目视右脚跟（图 2-40、图 2-41）。

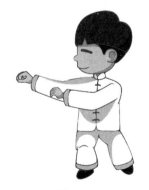

图 2-39

15

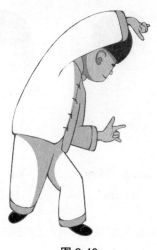

图 2-40

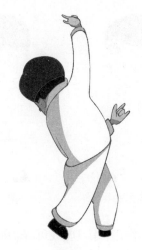

图 2-41

　　动作三：随后身体缓缓右转，左脚收回，开步站立；两掌握空拳自然垂直于身体两侧，目视前方（图 2-42）。

　　重复以上动作，唯左右相反。再重复做完整的鹿抵动作 3 遍。双手自然垂于身体两侧，目视前方（图 2-43）。

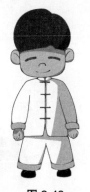

图 2-42

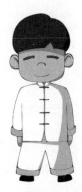

图 2-43

2. 鹿奔

　　动作一：接上式，左脚向前跨一步，屈膝，右腿伸直成左弓步；两手握空拳，向上、向前划弧至身体前，与肩同宽，拳心向下（图 2-44、图 2-45）。

　　动作二：身体重心后移，左膝伸直，全脚掌着地，右腿屈膝，低头，弓背，收腹；同时，两臂内旋，两掌前伸，掌背相对，拳变"鹿角"（图 2-46、图 2-47）。

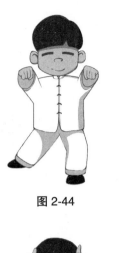

图 2-44

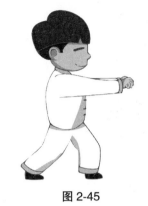

图 2-45

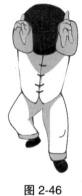

图 2-46

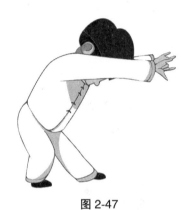

图 2-47

动作三：身体重心前移，恢复到动作一的姿势（图 2-48）。

动作四：左脚收回，开步直立；两拳变掌回落于体侧，目视前方（图 2-49）。

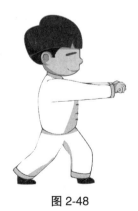

图 2-48

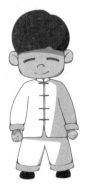

图 2-49

重复以上动作,唯左右相反。再重复做完整的鹿奔动作 1 遍之后,两掌向身体侧前方举起,屈肘,肘部与胸同高,掌心相对(图 2-50),然后掌心翻转向上,接着两掌内合下按,自然垂于体侧,目视前方(图 2-51、图 2-52)。

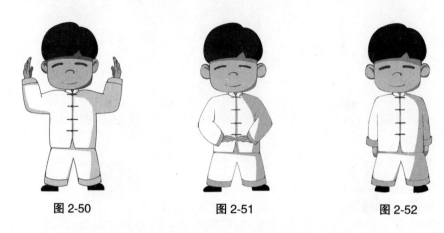

图 2-50　　　　　　　　图 2-51　　　　　　　　图 2-52

作用:因鹿戏的各个动作都是围绕腰部来运动,能够充分活动脊柱的各个节段,缓解腰部肌肉紧张,强腰补肾,起到预防和治疗腰椎关节疾病,增强体质的作用。

(三) 熊戏

1. 熊运(熊戏手形见图 2-53、图 2-54)

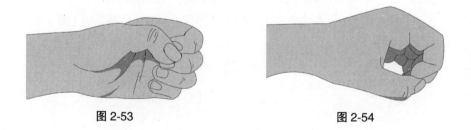

图 2-53　　　　　　　　　　图 2-54

动作一:接上式,两掌握空拳成"熊掌",拳眼相对,垂于下腹部,目视两拳(图 2-55)。

动作二:以腰腹为轴,上半身沿顺时针方向摇晃;同时,两拳随之沿右肋部、上腹部、左肋部、下腹部的顺序画圆,目随上体摇晃而环视(图 2-56)。

重复以上动作 1 遍,唯上体沿逆时针方向摇晃,两拳画圆方向相反。最后两拳变掌自然垂于身体两侧,目视前方(图 2-57)。

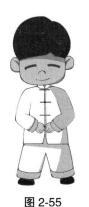

图 2-55

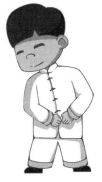

图 2-56

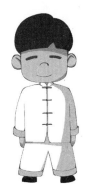

图 2-57

2. 熊晃

动作一：接上式，身体重心右移，抬左脚，两掌握空拳成"熊掌"，目视左前方（图 2-58）。

动作二：身体重心前移，左脚向左前方迈步落地，脚尖朝前，右腿蹬直；身体稍向右转，左臂内旋摆在左膝上方，拳心向左，右拳摆在身体后方，拳心向后，拧腰晃肩，带动两臂做前后弧形摆动（图 2-59、图 2-60）。

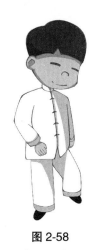

图 2-58

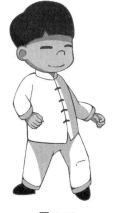

图 2-59

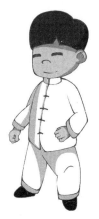

图 2-60

重复以上动作，唯左右相反。再重复做完整的熊晃动作 1 遍。最后，左脚上前一步，开步站立，同时两手自然垂于体侧（图 2-61）。

两掌向身体侧前方举起，屈肘，肘部与胸同高，掌心相对（图 2-62），然后掌心翻转向上，接着两掌内合下按，自然垂于体侧，目视前方（图 2-63、图 2-64）。

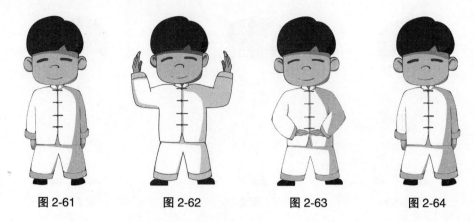

图 2-61   图 2-62   图 2-63   图 2-64

作用:练习熊戏能起到活动腰部关节和全身肌肉的作用,可以防治腰肌劳损、老年人的髋关节损伤等。此外,练习熊戏还有助于养护脾脏,有健脾胃、助消化的功能,可预防消化不良、便秘等疾病。

(四)猿戏

1. **猿提**(猿戏手形见图 2-65)

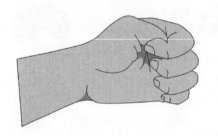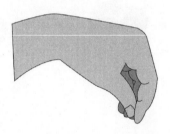

图 2-65

动作一:接上式,两掌在体前,手指伸直分开,再屈腕撮拢捏紧成"猿勾"(图 2-66)。

动作二:两掌上提至胸,耸肩,收腹提肛,同时脚跟提起,头向左转,目随头动,视身体左侧(图 2-67、图 2-68)。

动作三:两肩下沉,头转正,松腹落肛,脚跟着地,"猿勾"变掌,掌心向下(图 2-69)。

动作四:两掌沿体前下按落于体侧,目视前方(图 2-70)。

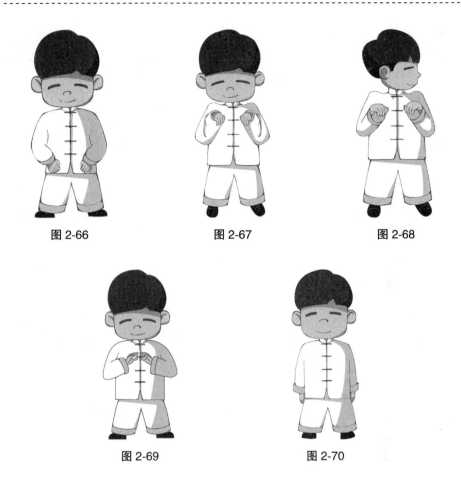

图 2-66 图 2-67 图 2-68

图 2-69 图 2-70

重复以上动作,唯头向右转。再重复做完整的猿提动作 1 遍。

2. **猿摘**

动作一:接上式,左脚向左后方退步,脚尖点地,右腿屈膝;同时,左臂屈肘,左掌成"猿勾"收至左腰侧,右掌向前方摆起,掌心向下,目视右掌(图 2-71)。

动作二:身体重心后移,左脚踏实,屈膝下蹲,右腿收到左腿内侧,脚尖点地,成右丁步;同时,右掌向下经腹前向左上方划弧至头左侧,掌心对太阳穴;目先随右掌动,再转头注视右前上方(图 2-72)。

动作三:右脚向右前方迈出一大步,左腿蹬伸,身体重心前移,右腿伸直,左脚脚尖点地;右掌经体前向右上方划弧,举至右上侧变"猿勾",稍高于肩,左掌向前、向上伸举,屈腕撮勾,成采摘式,目视左掌(图 2-73)。

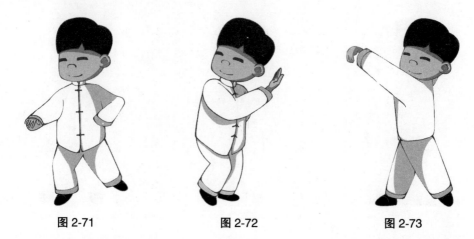

图 2-71　　　　　　　　　图 2-72　　　　　　　　　图 2-73

　　动作四:身体重心后移,左掌由"猿勾"变为"握固",右手变掌自然回落于体前,虎口朝前(图 2-74)。

　　动作五:左腿屈膝下蹲,右腿收至左腿内侧,脚尖点地,成右丁步;左臂屈肘,收至左耳旁,呈托桃状,右掌经体前向左划弧至左肘下捧托,目视左掌(图 2-75)。

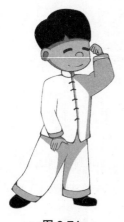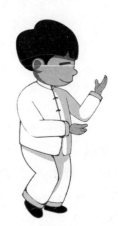

图 2-74　　　　　　　　　　　　　　　　　图 2-75

　　重复以上动作,唯左右相反。

　　重复做所有猿戏动作 1 遍之后,双腿直立,两掌向身体侧前方举起,屈肘,肘部与胸同高,掌心相对(图 2-76、图 2-77),然后掌心翻转向上,接着两掌内合下按,自然垂于体侧,目视前方(图 2-78、图 2-79)。

　　作用:练习猿戏,有助于增强心肺功能,可缓解气短、气喘等症状,也可在一定程度上缓解身体压力,对缓解不良情绪有良好的效果。

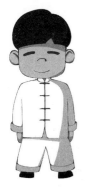
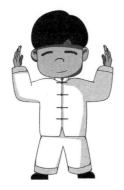
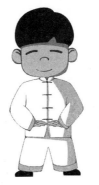
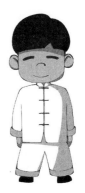

图 2-76　　　　　　图 2-77　　　　　　图 2-78　　　　　　图 2-79

（五）鸟戏

1. 鸟伸（鸟戏手形见图 2-80）

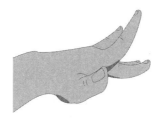

图 2-80

动作一：接上式，两腿微屈半蹲，两掌下落，叠于腹前（图 2-81）。

动作二：双掌向上举至头前上方，掌心向下，指尖向前；身体微前倾，提肩，缩项，挺腹，塌腰，目视前下方（图 2-82、图 2-83）。

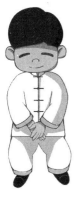
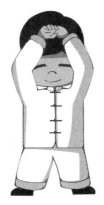
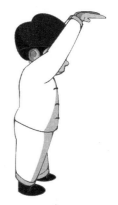

图 2-81　　　　　　　图 2-82　　　　　　　图 2-83

动作三：两腿微屈下蹲，同时两掌相叠下按至腹前，目视双掌（图 2-84）。

动作四：右腿蹬直，左腿伸直向后抬起；同时，两掌左右分开，掌成"鸟翅"状向体侧后方摆起，掌心向上；抬头，伸颈，挺胸，塌腰，目视前方（图 2-85）。

待左脚回落后成左右开立步，重复以上动作，唯左右相反。右脚下落，两脚开步站立，两手自然垂于体侧，目视前方（图 2-86）。

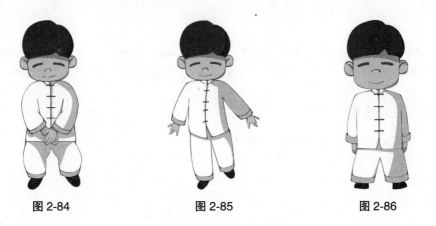

图 2-84　　　　　　　　　图 2-85　　　　　　　　　图 2-86

2. 鸟飞

动作一：接上式，两腿微屈，两掌成"鸟翅"状从身体两侧提起，合于腹前，目视前方（图 2-87）。

动作二：右腿伸直独立，左腿屈膝提起，小腿自然下垂，脚尖朝下；同时，两掌成展翅状在身体两侧向上平举，稍高于肩，掌心向下，目视前方（图 2-88）。

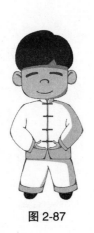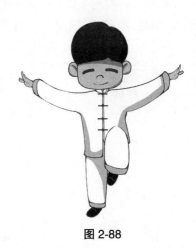

图 2-87　　　　　　　　　　　　　　　图 2-88

动作三:左脚下落在右脚旁,脚尖着地,两腿微屈;同时,两掌合于腹前,目视前下方(图2-89)。

动作四:右腿伸直独立,左腿屈膝提起,小腿自然下垂,脚尖朝下;同时,两掌经身体两侧,向上举至头顶上方,掌背相对,指尖向上,目视前方(图2-90)。

动作五:左脚下落在右脚旁,两腿微屈,两掌合于腹前,掌心相对,目视前下方(图2-91)。

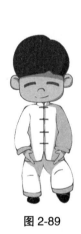
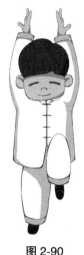
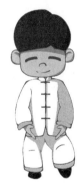

图2-89　　　　　　　　图2-90　　　　　　　　图2-91

重复以上动作,唯左右相反。再重复做所有鸟戏动作1遍之后,两掌向身体侧前方举起,屈肘,肘部与胸同高,掌心相对(图2-92),然后掌心翻转向上,两掌内合下按,自然垂于体侧,目视前方(图2-93、图2-94)。

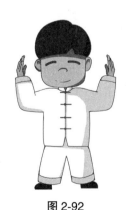
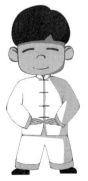

图2-92　　　　　　　　图2-93　　　　　　　　图2-94

作用:练习鸟戏,不仅有疏通经络,提高人体平衡力,活动筋骨关节的作用,而且还能增强机体免疫力,增加肺活量,有养护心肺的功效。

(六) 引气归元(收势)

所谓引气归元,即让气息逐渐平和,起到和气血、通经脉、理脏腑的功效。具体方法如下:

动作一:两掌经体侧上举至头顶上方,掌心向下。

动作二:两掌指尖相对,沿体前缓慢下按至腹前,目视前方。

重复动作 1~2 遍。

动作三:两手缓慢在体前划平弧,掌心相对,高与脐平,目视前方。

动作四:两手在腹前合拢,虎口交叉,叠掌;眼微闭,静养,调匀呼吸,意守丹田。

动作五:数分钟后,两眼慢慢睁开,两手合掌,在胸前搓擦至热。

动作六:掌贴面部,上、下擦摩,浴面 3~5 遍。

动作七:两掌向后沿头顶、耳后、胸前下落,自然垂于体侧,目视前方。

动作八:左脚提起向右脚并拢,前脚掌先着地,随之全脚踏实,恢复成预备势,目视前方(具体习练动作要领见视频)。

第三节　太　极　拳

"太极者,无极而生,动静之机,阴阳之母也"。太极拳,植根于中华传统哲学思想,讲求天人合一,通过意念、呼吸和全身动作的配合,来调控身心。太极拳,是充满了中华民族智慧的武术文化现象,体现了中华文明的博大精深,引人入胜,传播甚广。

视频3　太极拳

关于太极拳的起源,历来众说纷纭。有人认为太极拳起源于唐代的"先天拳。宋末有张三丰真人集前人之大成,推演太极为十三式。明清之后,太极拳分为南北二支,并逐渐发展形成了陈、杨、武、吴、孙等风格鲜明的流派,且都有相对完备的理论体系和训练方法。

长期坚持练习太极拳,有强身健体之效。对于初学者,推荐先习练"24式简化太极拳"。这是 1956 年由国家体委(现为国家体育总局)组织太极拳专家在杨氏太极拳的基础上,删减整理而成的一个简化套路。

太极拳的动作要领是:①意识引导动作,不用拙力;②柔和放松,自然呼吸;③上下相随,周身协调;④分清虚实,重心稳定。

在下面的文字说明中,凡有"同时"两字的,是要求身体不同部位的动作,需要一起活动,不分先后。方向:以面对的方向为前,背向的方向为后。身体左侧为左,身体右侧为右。假设起势时面朝南方。

预备式

并步直立,脚尖朝前,双眼平视前方,全身松静自然,两手臂自然下垂,两手在大腿外侧,手心朝里(图 2-95)。

(一)起势

1. 左脚开立,与肩同宽,两臂缓慢向前平举,与肩同高、同宽,立掌,手心向前,平推,再逐渐向下按(图 2-96~图 2-98)。

2. 上体保持正直,两腿屈膝下蹲;同时两掌轻轻下按到腹前,两肘下垂与膝相对,双眼平视前方(图 2-99)。

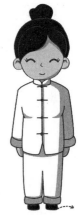

图 2-95

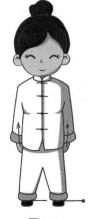 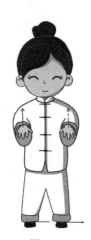 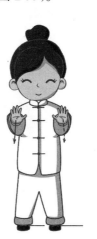 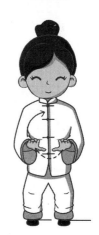

图 2-96　　　　　图 2-97　　　　　图 2-98　　　　　图 2-99

(二)左右野马分鬃

1. 左野马分鬃

(1)抱球收脚:上体微向右侧转,重心移到右腿;同时右臂收在胸前屈曲,手心向下,而左手经身体前面向右下划弧停于右下腹前,手心向上,与右手相对,两手手心相对,如抱篮球状;随后左脚收到右脚内侧,脚尖点地,眼睛看向右手(图 2-100、图 2-101)。

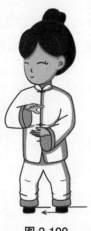
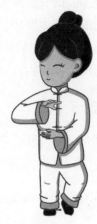

图 2-100   图 2-101

(2)弓步分手:上体微微转向左侧,左脚向左前方迈出一小步,右脚跟向后蹬,右腿自然伸直,身体成左弓步,同时上体继续向左转,左、右手随转体慢慢分别向左上、右下分开,左手高与眼平,手心斜向上,肘微屈,右手落在右胯旁边,距离右胯约一拳的距离,手心向下,指尖朝前,肘也微屈,眼看左手(图 2-102~ 图 2-104)。

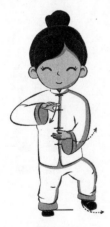
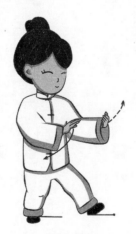
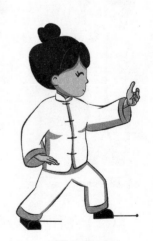

图 2-102   图 2-103   图 2-104

2. 右野马分鬃

（1）抱球收脚：上体慢慢后坐，重心移到右腿，左脚尖翘起，向外转45°，随后左脚掌踩实，左腿前弓，身体左转，重心移到左腿，同时左手翻转向下，左臂收在胸前平屈，右手向左上划弧放在左手下，两手成抱球状；右脚随即收到左脚内侧，脚尖点地；眼看左手（图2-105~图2-107）。

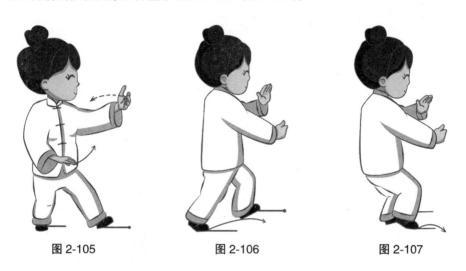

图 2-105　　　　　　　　　　图 2-106　　　　　　　　　　图 2-107

（2）弓步分手：右腿向右前方迈出，左腿自然伸直，成右弓步；同时上体右转，左右手随转体分别慢慢向左下、右上分开，右手高与眼平，手心斜向上，肘微屈；左手落在左胯旁，肘微屈，手心向下，指尖向前；眼看右手（图2-108、图2-109）。

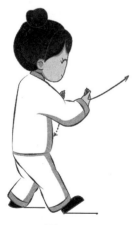

图 2-108

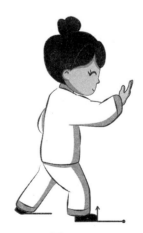

图 2-109

3. 左野马分鬃

与右野马分鬃要领相同（图 2-110~ 图 2-114）。

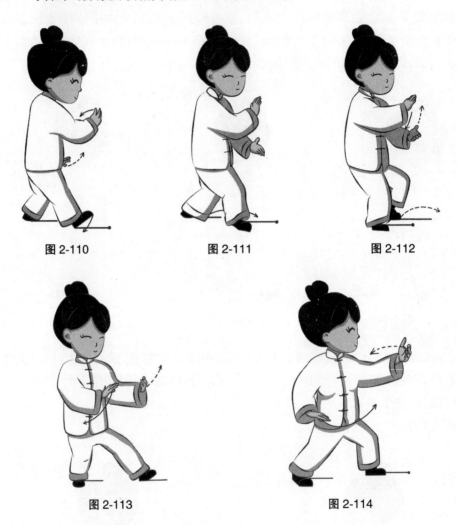

图 2-110　　　　　　　图 2-111　　　　　　　图 2-112

图 2-113　　　　　　　　　　　图 2-114

（三）白鹤亮翅

1. 跟步抱球　上体稍左转,同时左手翻掌向下,左臂平屈胸前,右手向左上划弧,手心转向上,在胸前屈臂,与左手成抱球状;眼看左手（图 2-115）。

2. 虚步分手　右脚向前跟半步,落于左脚后方;重心后坐并向右转体,左脚稍向前移动,成左虚步;同时右手分至右额前,手心向内,左手按至左胯旁,上体转正;双眼平视前方（图 2-116、图 2-117）。

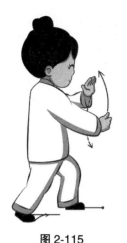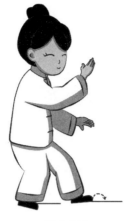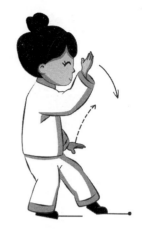

图 2-115　　　　　　　　图 2-116　　　　　　　　图 2-117

（四）左右搂膝拗步

1. 左搂膝拗步

（1）收脚托掌：右手从体前下落，经右胯侧向后方上举，与耳同高，手心斜向上，左手上摆，向右划弧落至右肩前，同时上体先微向左转再右转，左脚收至右脚内侧，眼看右手（图 2-118~ 图 2-120）。

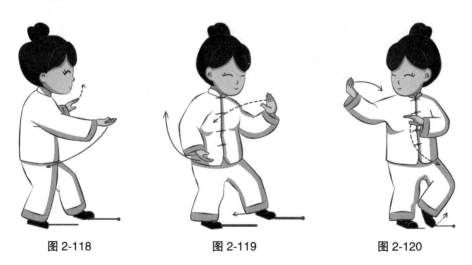

图 2-118　　　　　　　　图 2-119　　　　　　　　图 2-120

（2）弓步搂推：上体左转，左脚向左前方迈出成左弓步；左手经膝前上方搂过，停于左胯旁，手心向下，指尖向前，右手经耳侧，向前推出，右臂自然伸直，眼看右手手指（图 2-121、图 2-122）。

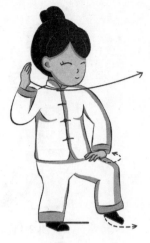

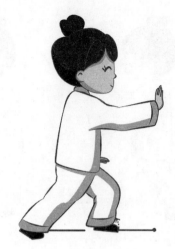

图 2-121　　　　　　　　　　　　　图 2-122

2. 右搂膝拗步

（1）收脚托掌：重心稍后移，左脚尖翘起外撇，上体左转，右脚收至左脚内侧成丁步；右手经头前划弧摆至左前肩，手心向下，左手向左上方划弧上举，与头同高，手心向上，眼看左手（图 2-123~ 图 2-125）。

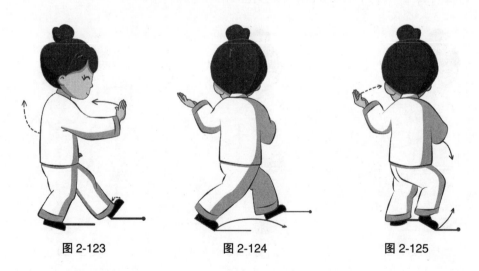

图 2-123　　　　　　　　　图 2-124　　　　　　　　　图 2-125

（2）弓步搂推：同前弓步搂推，唯左右相反（图 2-126、图 2-127）。

3. 左搂膝拗步

动作与右搂膝拗步相同，唯左右相反（图 2-128~ 图 2-131）。

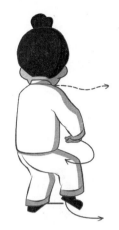

图 2-126

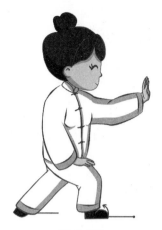

图 2-127

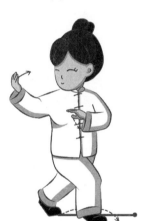

图 2-128

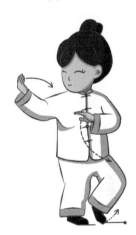

图 2-129

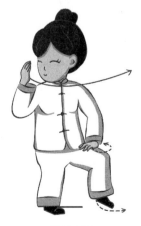

图 2-130

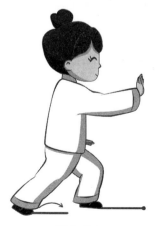

图 2-131

（五）手挥琵琶

1. 跟步展臂 右脚向前跟进半步于左脚后,重心移到右腿上;右臂稍向前伸展(图 2-132)。

2. 虚步合手 上体稍向右转,左脚稍前移,脚跟着地,脚尖翘起,成左虚步;两臂屈肘合抱,右手收回放在左臂肘部内侧,手心向左(图 2-133、图 2-134)。

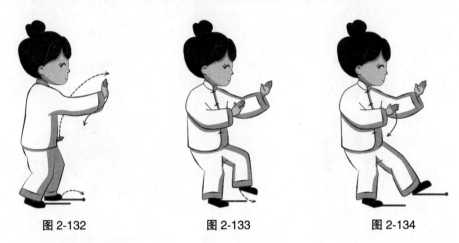

图 2-132　　　　　图 2-133　　　　　图 2-134

（六）左右倒卷肱

1. 右倒卷肱

（1）退步卷肱:两手翻转手心向上,左手停于体前,同时上体稍右转,右手随转体向后上方划弧上举至肩上耳侧;上体稍左转回正;左脚提起向后退一步,脚前掌轻轻落地,然后踩实,眼看左手(图 2-135~ 图 2-137)。

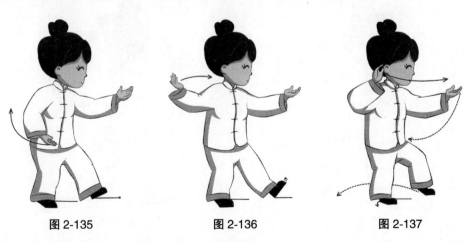

图 2-135　　　　　图 2-136　　　　　图 2-137

（2）虚步推掌：上体继续左转，重心后移，成右虚步；右手推至体前，左手向后、向下划弧，收至左腰侧，手心向上，眼看右手（图2-138）。

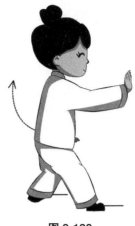

图 2-138

2. 左倒卷肱

（1）退步卷肱：同前退步卷肱，唯左右相反（图2-139、图2-140）。

（2）虚步推掌：同前虚步推掌，唯左右相反（图2-141）。

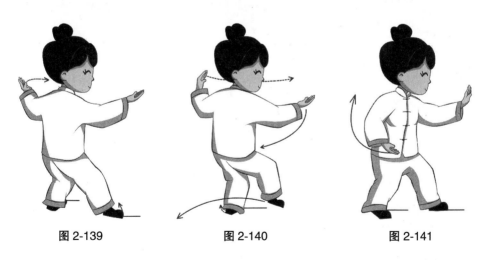

图 2-139　　　　　　图 2-140　　　　　　图 2-141

3. 右倒卷肱

（1）退步卷肱：同前退步卷肱，唯左右相反（图2-142、图2-143）。

（2）虚步推掌：同前虚步推掌，唯左右相反（图2-144）。

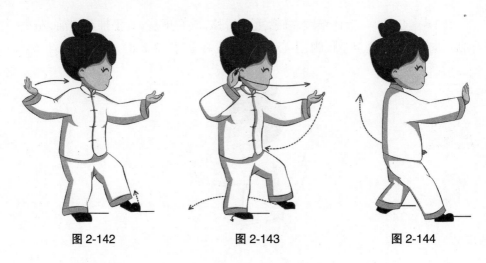

图 2-142　　　　　　图 2-143　　　　　　图 2-144

4. 左倒卷肱

（1）退步卷肱：同前退步卷肱，唯左右相反（图 2-145、图 2-146）。

（2）虚步推掌：同前虚步推掌，唯左右相反（图 2-147）。

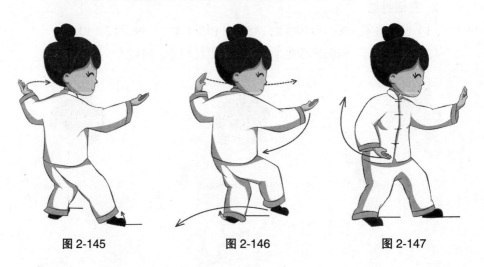

图 2-145　　　　　　图 2-146　　　　　　图 2-147

（七）左揽雀尾

1. 抱球收脚　上体微向右转，右手向侧后上方划弧，左手在体前下落，两手呈右抱球状；左脚收成丁步，眼看右手（图 2-148~ 图 2-150）。

2. 弓步掤臂　上体左转，左脚向左前方迈出成左弓步；两手前后分开，左臂半屈向体前掤架，手心向后，右手向下划弧按于右胯旁，五指向前，手心向下；眼看左前臂（图 2-151、图 2-152）。

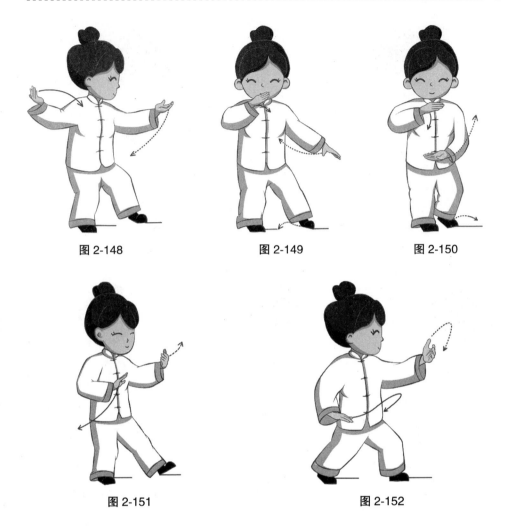

图 2-148　　　　　　　　图 2-149　　　　　　　　图 2-150

图 2-151　　　　　　　　　　　　图 2-152

3. 转体摆臂　上体稍向左转,左手向左前方伸出,同时右臂外旋,向上、向前伸至左臂内侧,手心向上(图 2-153)。

4. 转体后捋　上体右转,身体后坐,两手同时向下经腹前向右后方划弧后捋,右手举于身体侧后方,手心向外,左臂平屈于胸前,手心向内,眼看右手(图 2-154)。

5. 弓步前挤　重心前移成左弓步;右手推送左前臂向体前挤出,左手心向后,右手心向前,两臂撑圆(图 2-155~ 图 2-157)。

6. 后坐引手　上体后坐,左脚尖翘起;左手翻转向下,右手经左腕上方向前伸出,手心转向下,两手左右分开与肩同宽,两臂屈收后引,收至腹前,手心斜向下(图 2-158、图 2-159)。

7. 弓步前按　重心前移成左弓步;两手沿弧线推至体前,眼看前方(图 2-160)。

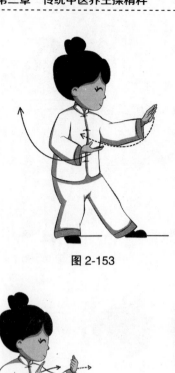

图 2-153

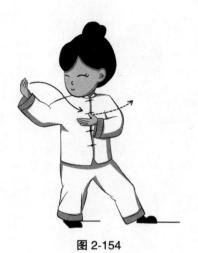

图 2-154

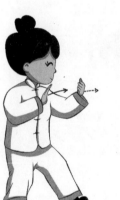

图 2-155

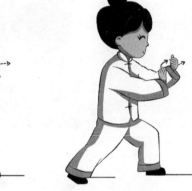

图 2-156

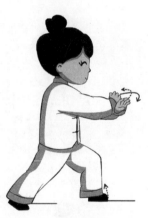

图 2-157

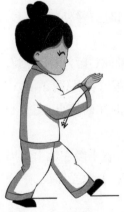

图 2-158

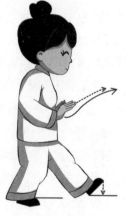

图 2-159

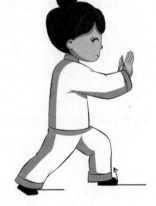

图 2-160

（八）右揽雀尾

1. 转体分手　上体后坐并向右转,重心后移到右腿,左脚尖里扣;右手划弧右摆,两手平举于身体两侧,眼看右手(图2-161、图2-162)。

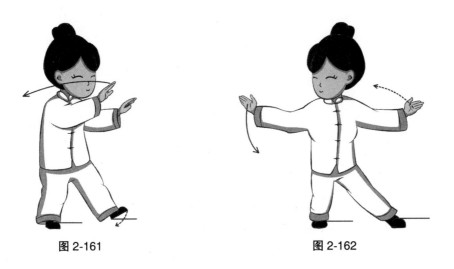

图 2-161　　　　　　　　　　　图 2-162

2. 抱球收脚　左腿屈膝,重心左移,右脚收成丁步;两手呈左抱球状(图2-163、图2-164)。

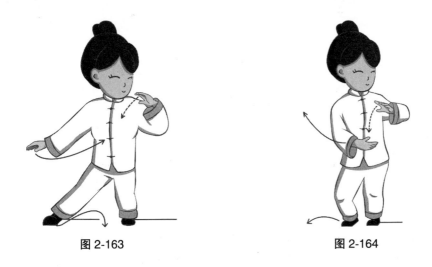

图 2-163　　　　　　　　　　　图 2-164

3. 弓步掤臂　同前弓步掤臂,唯左右相反(图2-165、图2-166)。

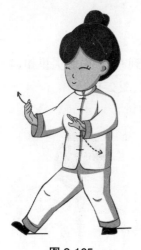

图 2-165

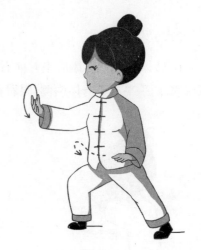

图 2-166

4. 转体摆臂　同前转体摆臂,唯左右相反(图 2-167)。

5. 转体后捋　同前转体后捋,唯左右相反(图 2-168)。

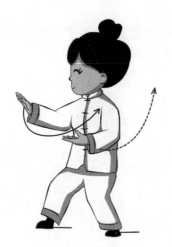

图 2-167

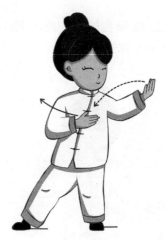

图 2-168

6. 弓步前挤　同前弓步前挤,唯左右相反(图 2-169~ 图 2-171)。

7. 后坐引手　同前后坐引手,唯左右相反(图 2-172、图 2-173)。

8. 弓步前按　同前弓步前按,唯左右相反(图 2-174)。

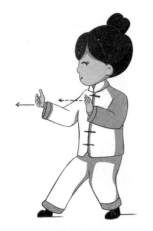

图 2-169

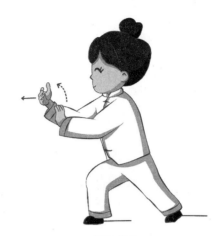

图 2-170

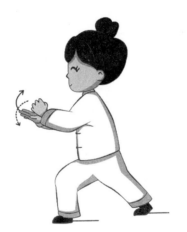

图 2-171

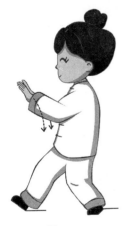

图 2-172

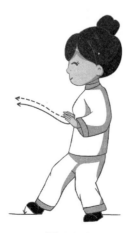

图 2-173

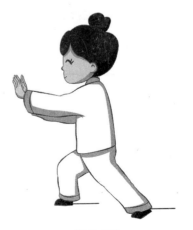

图 2-174

（九）单鞭

1. 转体运臂　上体左转,重心移到左腿,右脚尖内扣;两手向左划弧,至左臂平举,伸于身体左侧,手心向左;右手经腹前运至左肋前,手心向后上方;视线随左手运转,眼看左手(图2-175、图2-176)。

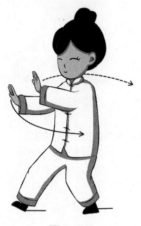
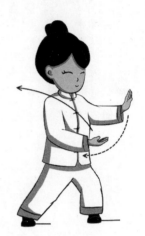

图 2-175　　　　　　　　　　　　　　　图 2-176

2. 勾手收脚　上体右转,重心移到右腿,左脚收成丁步;右手向上向右划弧,至身体右侧变成勾手,腕高与肩平,左手向下、向右划弧至右肩前,手心转向内,眼看勾手(图2-177、图2-178)。

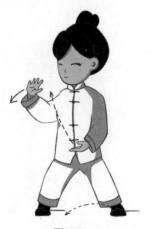
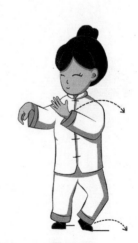

图 2-177　　　　　　　　　　　　　　　图 2-178

3. 弓步推掌　上体微向左转,左脚向左前方迈出成左弓步;左手经面前翻掌向前推出,手心向前,眼看左手(图 2-179、图 2-180)。

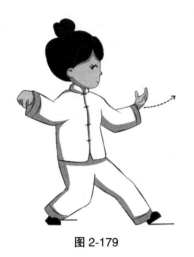

图 2-179　　　　　　　　　　　　　　　　　　图 2-180

(十) 云手

1. 转体松勾　上体右转,重心移到右腿,左脚尖里扣;左手向下、向右划弧至右肩前,手心斜向后,右勾手松开变掌,手心向右前,眼看左手(图 2-181~图 2-183)。

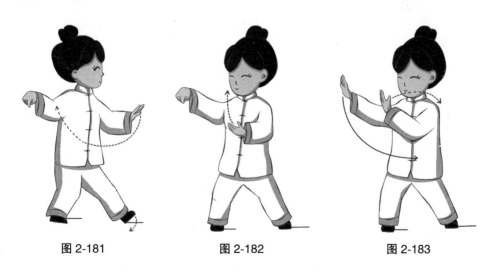

图 2-181　　　　　　　　　图 2-182　　　　　　　　　图 2-183

2. 左云收步　上体左转,重心左移,右脚向左脚收拢,两腿屈膝半蹲,两脚平行向前成小开立步(两脚相距约 10~20cm);左手经头前向左划弧运转,手心渐渐向外翻转,右手向下、向左划弧运转,手心渐渐转向内,视线随左手运转(图2-184、图2-185)。

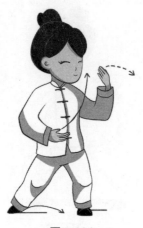
图 2-184

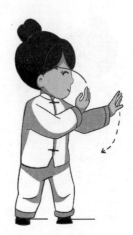
图 2-185

3. 右云开步　上体右转,重心右转,左脚向左横开一步,脚尖向前;右手经头前向右划弧运转,手心逐渐由内转向外,左手向下、向右划弧,停于右肩前,手心渐渐翻转向内,视线随右手运转(图2-186~ 图2-188)。

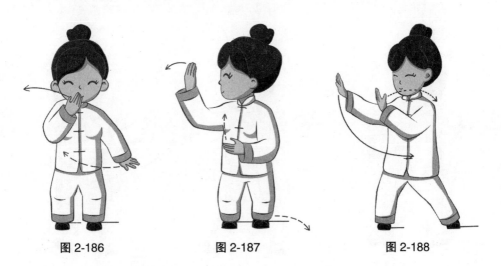

图 2-186　　　　　　　　　图 2-187　　　　　　　　　图 2-188

4. 左云收步　同前左云收步(图2-189、图2-190)。

5. 右云开步　同前右云开步(图2-191~ 图2-193)。

6. 左云收步　同前左云收步(图2-194、图2-195)。

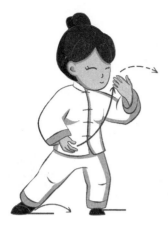

图 2-189

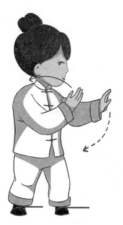

图 2-190

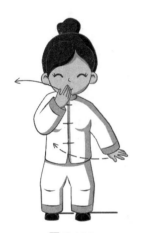

图 2-191

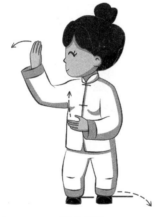

图 2-192

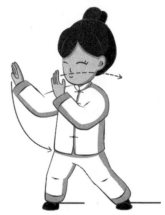

图 2-193

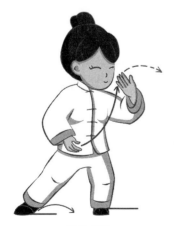

图 2-194

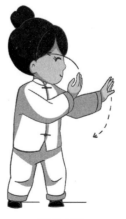

图 2-195

（十一）单鞭

1. **转体勾手** 上体右转,重心移到右腿,左脚跟提起;右手向右划弧,至右前方手心翻转变勾手;左手向下向右划弧至右肩前,手心转向内,眼看勾手（图 2-196~ 图 2-198）。

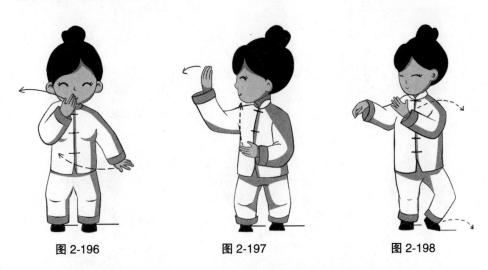

图 2-196   图 2-197   图 2-198

2. **弓步推掌** 同前弓步推掌,成单鞭式（图 2-199、图 2-200）。

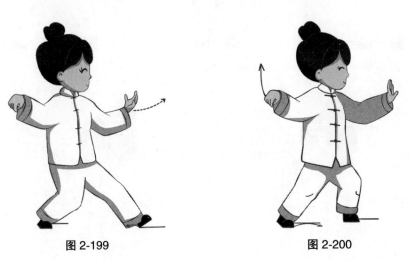

图 2-199   图 2-200

（十二）高探马

1. **跟步翻手** 右脚向前跟进半步,重心逐渐移到右腿;右钩手松开变掌,两手心翻转向上,肘关节微屈(图2-201)。

2. 虚步推掌　上体稍右转,重心后移,左脚稍向前移,成左虚步;上体左转,右手经右耳旁向前推出;左臂屈收至腹前,手心向上(图2-202)。

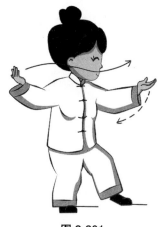

图 2-201

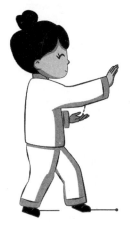

图 2-202

(十三) 右蹬脚

1. 穿手上步　上体稍左转,左脚提收向左前方迈出,脚尖略外撇;右手稍向后收,左手经右手背上方向前穿出,两手交叉,左手手心斜向上,右手手心斜向下(图2-203)。

2. 分手弓步　重心前移成左弓步;上体稍右转,两手向两侧划弧分开,手心皆向外,眼看右手(图2-204、图2-205)。

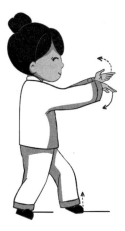

图 2-203

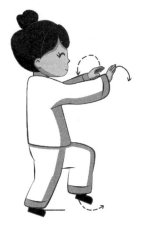

图 2-204

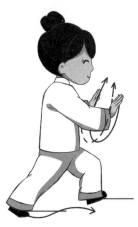

图 2-205

3. 抱手收脚　右脚成丁步;两手向腹前划弧相交合抱于胸前,右手在外,两手手心皆转向内(图2-206)。

4. 分手蹬脚　两手手心向外撑开,两臂展于身体两侧,肘关节微屈,腕与肩平;左腿支撑,右腿屈膝上提,脚跟用力慢慢向前上方蹬出,脚尖上勾,膝关节伸直,右腿与右臂上下相对,方向与右前方约成30°,眼看右手(图2-207、图2-208)。

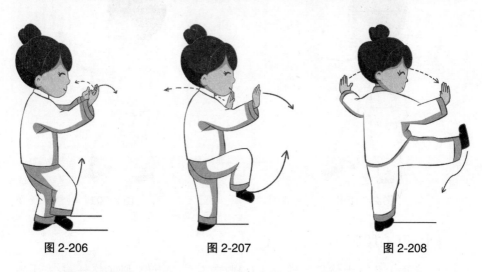

图2-206　　　　　　　图2-207　　　　　　　图2-208

(十四) 双峰贯耳

1. 屈膝并手　右小腿屈膝回收,屈膝平举,左手向体前划弧,与右手并行落于右膝关节两侧,手心皆翻转向上,眼看前方(图2-209、图2-210)。

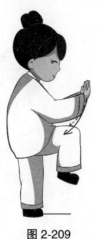

图2-209

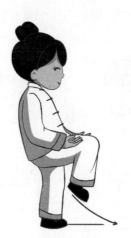

图2-210

2. 弓步贯掌　右脚向右前方下落,上步,重心前移成右弓步;两手握拳经两腰侧向上、向前划弧摆至面部前方,两臂半屈成钳形,两拳相对,同头宽,高与耳齐,拳眼斜向内下(图 2-211、图 2-212)。

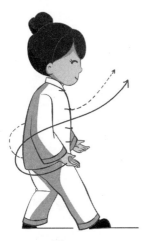

图 2-211

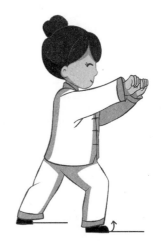

图 2-212

(十五) 转身左蹬脚

1. 转体分手　左腿屈膝后坐,重心后移到左腿,上体左转,右脚尖里扣;两拳松开变掌,左手向左划弧,两手平举于身体两侧,手心向外,眼看左手(图 2-213、图 2-214)。

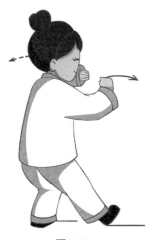

图 2-213

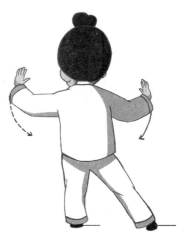

图 2-214

2. 抱手收脚 重心右移,右腿屈膝后坐,左脚收至右脚内侧成丁步;两手向下划弧交叉合抱至胸前,左手在外,两手心皆向内,眼平看左方(图2-215、图2-216)。

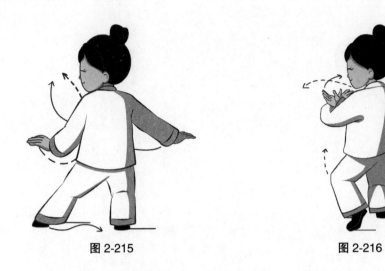

图 2-215　　　　　　　　　　　　　　图 2-216

3. 分手蹬脚 同右蹬脚,唯左右相反(图2-217、图2-218)。

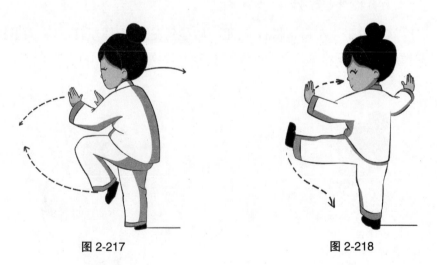

图 2-217　　　　　　　　　　　　　　图 2-218

(十六) 左下势独立

1. 收脚勾手 左腿收回平屈;上体右转,右臂稍内合,右手变勾手,左手划弧摆至右肩前,手心向右,眼看右手(图2-219、图2-220)。

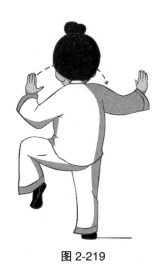

图 2-219

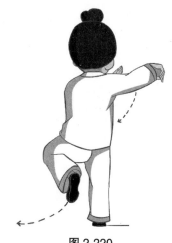

图 2-220

2. 仆步穿掌 上体左转,右腿屈膝,左腿向左侧伸出成左仆步;左手经右肋沿左腿内侧向左穿出,手心向外,指尖向左,眼看左手(图 2-221、图 2-222)。

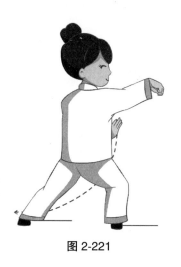

图 2-221

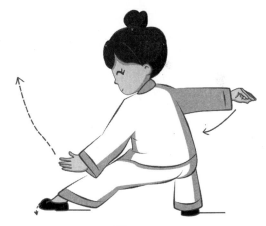

图 2-222

3. 弓腿起身 重心移向左腿成左弓步;左手前穿并向上挑起,右勾手内旋,置于身后,钩尖向后,眼看左手(图 2-223)。

4. 独立挑掌 上体左转,重心前移,左脚尖外撇,右腿屈膝提起成左独立式;左手下落按于左胯旁,右勾手下落变掌,向体前挑起,手心向左,高于眼平,右臂半屈成弧,肘与膝相对,眼看右手(图 2-224、图 2-225)。

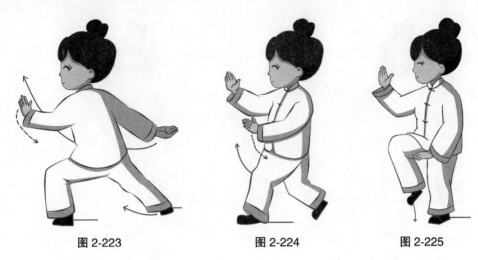

图 2-223　　　　　　　图 2-224　　　　　　　图 2-225

（十七）右下势独立

1. 落脚勾手　右脚落于左脚前,脚前掌着地,左脚以脚掌为轴扭转,上体左转;左手变勾手向后上提举于身体左侧,高与肩平,右手划弧摆至左肩前,手心向左,眼看左手(图 2-226、图 2-227)。

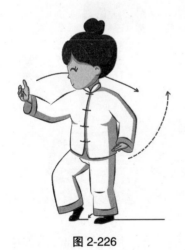

图 2-226

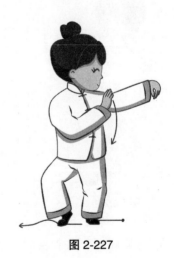

图 2-227

2. 仆步穿掌　同前仆步穿掌,唯左右相反(图 2-228、图 2-229)。

3. 弓步起身　同前弓步起身,唯左右相反(图 2-230)。

4. 独立挑掌　同前独立挑掌,唯左右相反(图 2-231、图 2-232)。

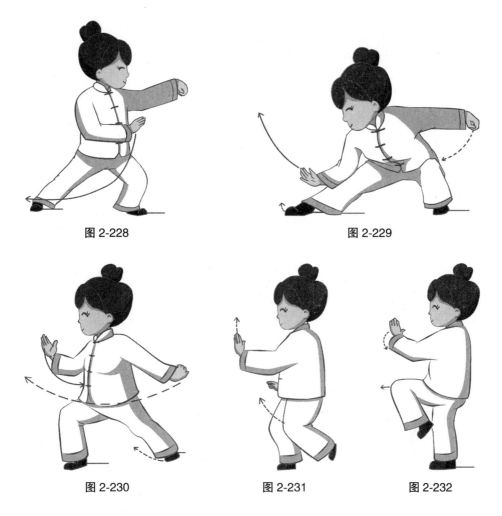

图 2-228

图 2-229

图 2-230

图 2-231

图 2-232

（十八）左右穿梭

1. 右穿梭

（1）落脚抱球：上体微向左转，左脚向前方落步，脚尖外撇，右脚跟离地；两手呈左抱球状；然后右脚收到左脚的内侧，脚尖点地（图 2-233~ 图 2-235）。

（2）弓步架推：上体右转，右脚向右前方迈出成右弓步；右手向前上方划弧，翻转上举，架于右额前上方，左手向后下方划弧，经肋前推至体前，高与鼻尖平，眼看左手（图 2-236~ 图 2-238）。

2. 左穿梭

（1）抱球收脚：重心稍后移，右脚尖外撇，随即身体重心再移到右腿，左脚跟进，收成丁步；上体右转，两手在右肋前成右抱球状（图 2-239、图 2-240）。

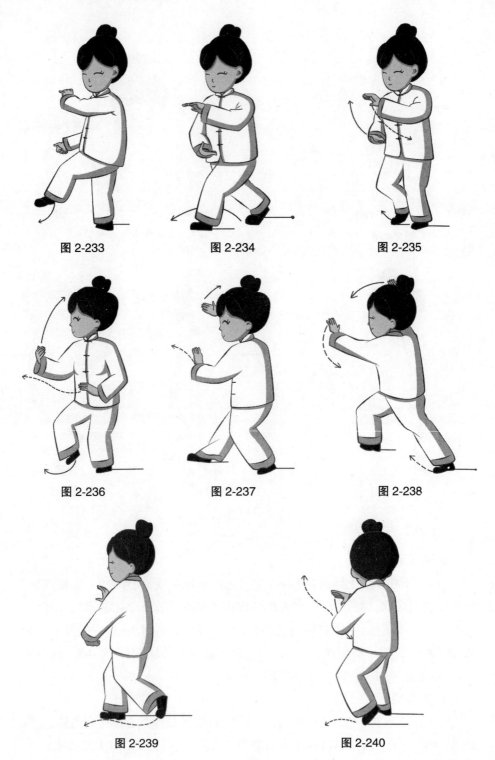

图 2-233

图 2-234

图 2-235

图 2-236

图 2-237

图 2-238

图 2-239

图 2-240

（2）弓步架推:同前弓步架推,唯左右相反（图 2-241、图 2-242）。

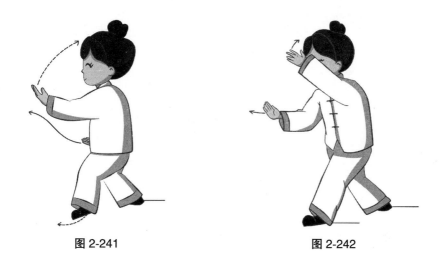

图 2-241　　　　　　　　　　　　图 2-242

（十九）海底针

1. **跟步提手**　右脚向前跟进半步,随之重心后移到右腿;上体右转,右手下落屈臂提抽至耳侧,手心向左,指尖向前,左手向右划弧下落至腹前,手心向下,指尖斜向右（图 2-243、图 2-244）。

2. **虚步插掌**　上体左转向前俯身,左脚稍前移成左虚步;右手向前下方斜插,左手经膝前划弧搂过,按至左胯旁边,眼看前下方（图 2-245）。

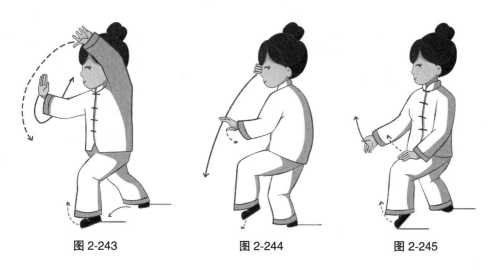

图 2-243　　　　　　　图 2-244　　　　　　　图 2-245

（二十）闪通臂

1. 提手收脚　上体稍右转,右手提至胸前,左手屈臂收举,指尖贴近右腕内侧;左脚收至右脚内侧（图2-246）。

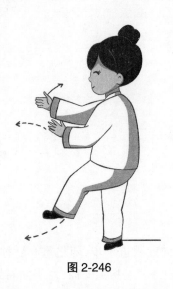

图 2-246

2. 弓步推掌　左脚向前迈出成左弓步;左手推至体前,手心向前,同时右手撑于右额前上方,手心斜向上,眼看左手（图2-247、图2-248）。

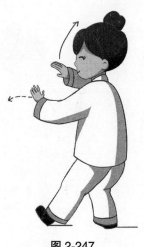
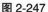

图 2-247

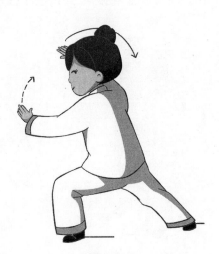

图 2-248

（二十一）转身搬拦捶

1. **转体扣脚** 上体后坐,重心后移到右腿,左脚尖里扣;身体向右后转,右手摆至体右侧,左手摆至头左侧,手心均向外,眼看右手。随后重心左移到左腿,右腿自然伸直;右手握拳向下、向左划弧停于左肋前,拳心向下,左手举于左额前,眼看前方(图2-249~图2-251)。

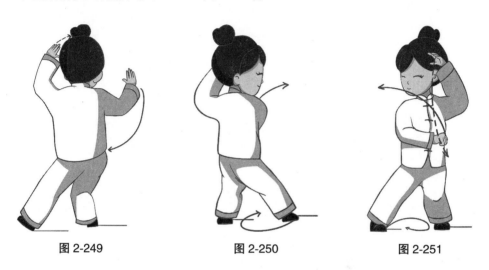

图 2-249　　　　　　　图 2-250　　　　　　　图 2-251

2. **踩脚搬拳** 向右转体,右脚提收至左脚内侧,再向前迈出,脚跟着地,脚尖外撇;右拳经胸前向前翻转撇出,拳心向上,高与胸平,肘部微屈,左手经右前臂外侧下落,按于左胯旁,眼看右拳(图2-252、图2-253)。

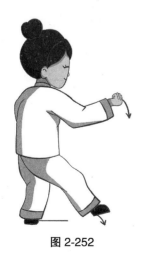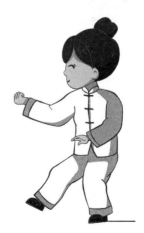

图 2-252　　　　　　　　　　　　图 2-253

3. 转体收拳 上体右转,重心前移到右腿,右拳向右划弧至体侧,拳心向下,左臂外旋,向体前划弧,手心斜向上(图2-254、图2-255)。

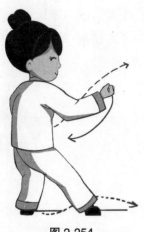

图 2-254

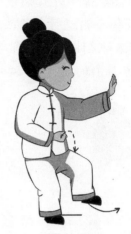

图 2-255

4. 上步拦掌 左脚向前上步,脚跟着地;左掌拦至体前,右拳翻转收至右腰间,拳心向上,眼看左掌(图2-256)。

5. 弓步打拳 上体左转,重心前移成左弓步;右拳向前打出,肘微屈,拳眼向上,左手微收,附于右前臂内侧,手心向右,眼看右拳(图2-257)。

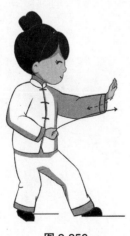

图 2-256

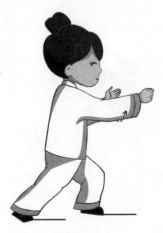

图 2-257

(二十二) 如封似闭

1. **穿手翻掌** 左手翻转手心向上,从右前臂下向前穿出;同时右拳变掌,也翻转向上,两手交叉举于体前(图 2-258、图 2-259)。

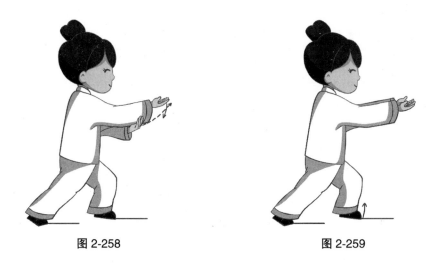

图 2-258   图 2-259

2. **后坐收掌** 重心后移至右腿,两臂屈收后引,两手分开回收至胸前,与胸同宽,手心斜相对,眼看前方(图 2-260、图 2-261)。

3. **弓步按掌** 重心前移成左弓步;两掌经胸前翻掌,弧线向前推出,高与肩平,宽与肩同,眼看前方(图 2-262)。

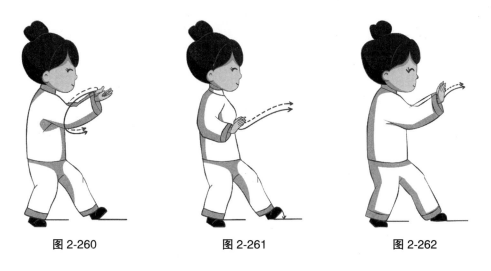

图 2-260   图 2-261   图 2-262

（二十三）十字手

1. **转体扣脚**　上体右转，屈膝后坐，重心右移到右腿，左脚尖里扣；右手向右划弧至头前，两手心皆向外，眼看右手（图 2-263、图 2-264）。

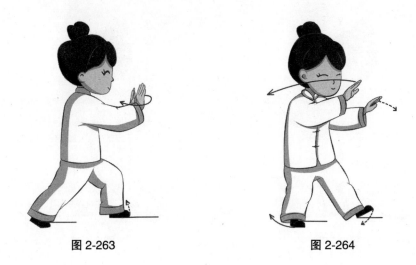

图 2-263　　　　　　　　　　　　　　图 2-264

2. **弓腿分手**　上体继续右转，右脚尖外撇侧弓，右手继续划弧至身体右侧，两臂侧平举，手心皆向外，眼看右手（图 2-265）。

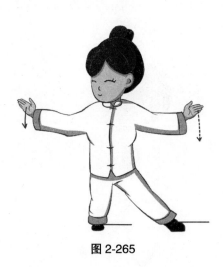

图 2-265

3. **交叉搭手**　上体左转，重心左移，左腿屈膝成侧弓步，右脚尖内扣（图 2-266）；两手划弧下落，经腹前交叉上举成斜十字形，右手在外，手心皆向后,眼看前方。

　　4. 收脚合抱　　上体转正,右脚提起收拢半步,两脚间距与肩同宽,两腿慢慢直立,成开立步;两手交叉合抱于胸前(图2-267)。

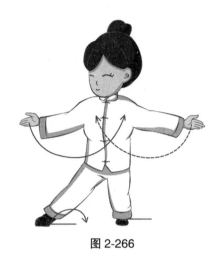

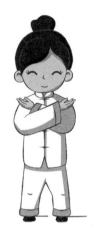

图 2-266　　　　　　　　　　　　　　　　　　图 2-267

(二十四) 收势

　　1. 翻掌分手　　两臂内旋,两手向外翻掌,手心向下,两臂慢慢下落停于身体两侧,眼看前方(图2-268、图2-269)。

　　2. 并脚还原　　左脚轻轻收回,恢复成预备姿势(图2-270、图2-271)。

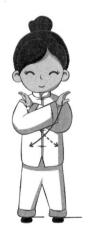
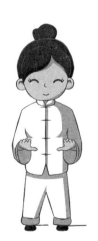
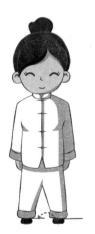
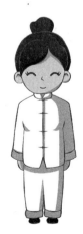

图 2-268　　　　　　图 2-269　　　　　　图 2-270　　　　　　图 2-271

第四节　易　筋　经

易筋经源自我国古代秦汉时期的导引术,后于唐宋年间被少林寺僧侣改编,后流传于社会,发展到现在已经成了普通人常用的健身运动,适合多个年龄阶层练习,个别难度较大的动作可以通过不同的动作幅度和调息次数来适应。

视频4　易筋经

预备式

双腿站立,双脚并拢,两手自然放于体侧,五指并拢微屈,头正颈直,目视前方。

(一)韦驮献杵

两臂屈肘,徐徐平举至胸前,伸平两掌,双手手指相对(图2-272)。此动作要求肩、肘、腕在同一水平面上,于胸前合掌,配合呼吸酌情做8~20次。

(二)横担降魔杵

双脚分开,与肩同宽,足掌踏实,双膝微松;两手自胸前缓缓外展,至两侧平举(图2-273);立掌,掌心向外;吸气时胸部扩张,臂向后挺;呼气时,指尖内翘,掌向外撑。反复做8~20次。

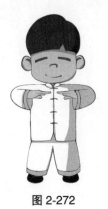

图 2-272

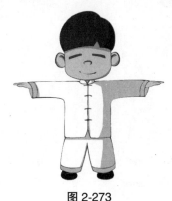

图 2-273

（三）掌托天门

双脚分开,足尖着地,足跟提起;双手上推举高过头顶,掌心向上,两手中指相距3厘米;沉肩曲肘,仰头,目观掌背。调整呼吸。吸气时,两手用劲上托,两腿同时用力下蹬;呼气时,全身放松,两掌向前下翻。收势时,两掌变拳,拳背向前,上肢用力将两拳缓缓收至腰部,拳心向上,脚跟着地。反复做8~20次(图2-274)。

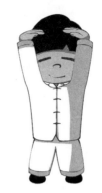

图 2-274

（四）摘星换斗势

右脚向右前方稍移步,与左脚形成斜八字,身体顺势向左微侧;屈膝,提右脚跟,身体向下沉,成右虚步。右手高举伸直,掌心向下,头微右斜,双目仰视右手心;左臂曲肘,自然置于背后。再左右两侧交换姿势锻炼。连续做5~10次(图2-275、图2-276)。

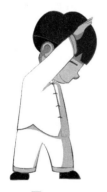

图 2-275

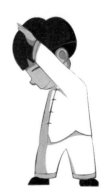

图 2-276

（五）倒拽九牛尾势

左脚后撤一步,屈膝成右弓步。右手握拳,举至前上方,双目观拳;左手握拳;左臂屈肘,斜垂于背后。两拳、两臂放松还原为本势预备动作。再身体后转,成左弓步,左右手交替进行。反复做5~10次(图2-277、图2-278)。

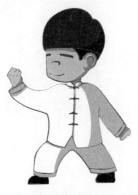

图 2-277

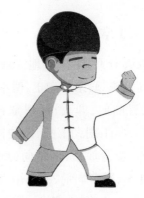

图 2-278

（六）出爪亮翅势

两脚开立，两臂前平举，立掌，掌心向前，十指用力分开，虎口相对，两眼怒目平视前方，随势脚跟提起，以两脚尖支持体重。再松腕、虚掌，屈肘，双臂缓缓回收。连续做8~12次（图 2-279）。

（七）九鬼拔马刀势

脚尖相衔，足跟分离成八字形；两臂向前成叉掌立于胸前。左手屈肘经腋下往后，手背贴脊柱置于身后，掌心向外，指尖向上；右手由肩上屈肘后伸，绕头半周，中指按住耳郭，足趾抓地，身体前倾，如拔刀一样。吸气时，双手用力拉紧，呼气时放松。左右交替进行。反复做5~10次（图 2-280）。

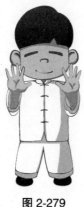

图 2-279

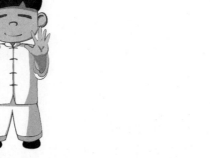

图 2-280

（八）三盘落地势

左脚向左横跨一步,上体挺直,屈肘翻掌向上,小臂平举如托重物状;稍停片刻,两手翻掌向下,小臂伸直放松,屈膝下蹲成马步(图2-281)。

第1遍微蹲,第2遍半蹲,第3遍全蹲,反复做5~10次。收功时,两脚徐徐伸直,左脚收回,两足并拢,成直立状。

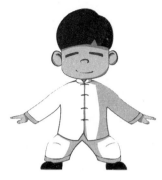

图 2-281

（九）青龙探爪势

两脚开立,两手成仰拳护腰。右手向左前方伸探,五指捏成勾手,上体左转。腰部自左至右转动,右手亦随之自左至右水平划圈,手划至前上方时,上体前倾(图2-282、图2-283)。左右交换,动作相反(图2-284、图2-285)。连续做5~10次。

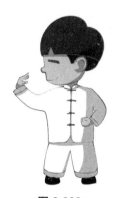

图 2-282

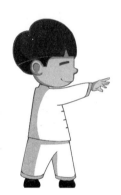

图 2-283

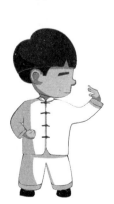

图 2-284

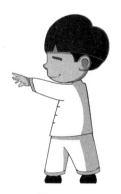

图 2-285

（十）卧虎扑食势

右脚向右跨一大步，屈右膝下蹲，成右弓左仆腿势；上体前倾，双手撑地，头微抬起，目注前下方（图2-286）。吸气时，同时两臂伸直，上体抬高并尽量前探，重心前移；呼气时，同时屈肘，胸部下落，上体后收，重心后移，蓄势待发。如此反复，随呼吸而两臂屈伸，上体起伏，前探后收，如猛虎扑食。连续做5~10次后，左右互换（图2-287、图2-288）。

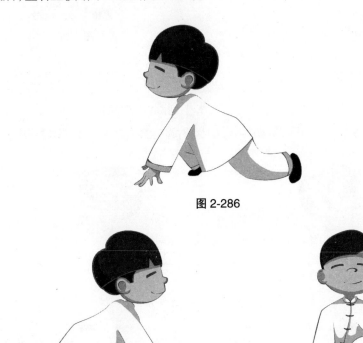

图 2-286

图 2-287

图 2-288

（十一）打躬势

两脚开立，脚尖内扣。双手仰掌缓缓向左右而上，用力合抱头后部，配合呼吸做屈体动作；吸气时，身体挺直，目向前视，头如顶物（图2-289）；呼气时，直膝俯身弯腰，两手用力使头探于膝间作打躬状，勿使脚跟离地（图2-290）。根据练习者个人体力的实际情况反复做8~20次。

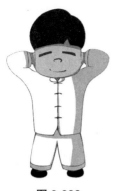

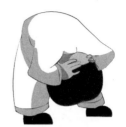

图 2-289　　　　　　　　　　　　　　　图 2-290

（十二）掉尾势

　　两腿开立,双手仰掌前伸,身立正直,十指交叉,旋腕反掌,掌心向前,回收至胸前,掌心向下, ;然后上体前屈,双臂下垂,推掌至地,继而头向左后侧转动,目视尾闾(图 2-291、图 2-292、图 2-293);而后双手交叉不动,放松,还原至体前屈,左右互换,头向右后侧移动,目视尾闾,如此反复做 7 次(图 2-294、图 2-295、图 2-296)。

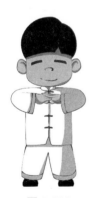

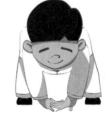

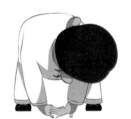

图 2-291　　　　　　　　　　图 2-292　　　　　　　　　　图 2-293

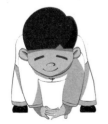

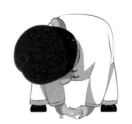

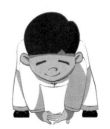

图 2-294　　　　　　　　　　图 2-295　　　　　　　　　　图 2-296

第五节 六 字 诀

视频 5　六字诀

六字诀是我国古代流传下来的一种养生方法,为吐纳法。它通过嘘、呵、呼、呬、吹、嘻六个字的不同发音口型,唇、齿、喉、舌的用力不同,配合简单的导引动作来促进不同的脏腑及经络气血的运行,可强化人体内部组织的功能,诱发和调动脏腑的潜在能力来预防疾病,还可防止机体过早衰老。

六字诀经历代流传,版本较多。2003 年,中国国家体育总局把重新编排后的六字诀等健身法作为 "健身气功" 的内容向全国推广,便有了规范版的六字诀,其发音标注为 xū 、hē 、hū 、sī 、chuī 、xī 。

六字与脏腑间的对应关系如下:

嘘——肝

呵——心

呼——脾

呬——肺

吹——肾

嘻——三焦

起势

1. 两腿分开站立,双膝微屈,与肩同宽。两手自然下垂于身体两侧。头平抬,颈部挺直,挺胸收腹,呼吸自然,面带微笑,目视前下方(图 2-297)。

2. 肘部弯曲,两掌掌心向上,十指相对,缓缓上举至胸前,目视前方(图 2-298)。

3. 两掌内翻,掌心向下(图 2-299),缓慢下按至肚脐处停止,目视前下方。

4. 两膝弯曲,两掌外翻,向外拨出,两臂成圆形划弧(图 2-300、图 2-301)。

5. 两掌内翻,掌心向内,起身同时两掌在肚脐前收拢,两虎口交叉相叠,目视前下方(图 2-302)。

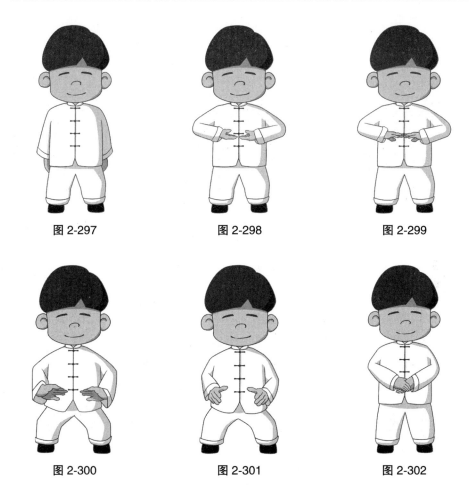

图 2-297　　　　　　　　图 2-298　　　　　　　　图 2-299

图 2-300　　　　　　　　图 2-301　　　　　　　　图 2-302

作用:预备势是六字诀的起式,主要目的为放松身体,帮助全身血气运动,补气安神,使人保持平和心态,继而进入到练功状态。

(一)"嘘"字诀

嘘字为牙音,口型如下:

两唇和牙齿稍微张开(图 2-303)。

舌头放平,上下槽牙(即磨牙)之间留有缝隙,舌头两边与槽牙之间也留有缝隙(图 2-304)。

气息经过舌头两边及上下槽牙间的空隙中,慢慢呼出体外,口吐"嘘"字音(图 2-305)。

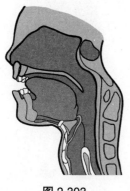
图 2-303

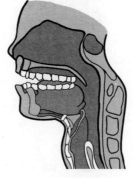
图 2-304

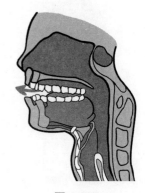
图 2-305

1. 接预备式,两手松开,缓缓向后收至腰间,掌心向上,目视前下方(图 2-306)。

2. 两脚保持不动,身体左转 90°,同时右掌向左上方缓缓伸出,与肩同高,口吐"嘘"字音,双目朝右掌方向瞪圆(图 2-307)。

3. 右掌按原路收回,身体转正,目视前下方(图 2-308)。

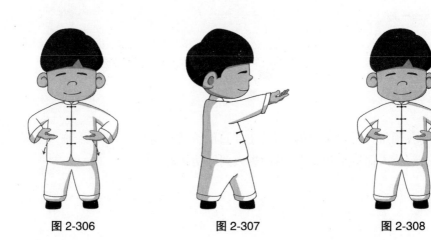

图 2-306   图 2-307   图 2-308

4. 重复以上动作 1 遍,唯左右相反。再重复做完整的动作 3 遍。

作用:中医认为"嘘"字诀与肝脏相应,练习"嘘"字诀具有平肝气,泄出肝脏浊气,调整肝脏功能,疏通肝经的作用(图 2-309、图 2-310),还可帮助治疗眼疾、食欲不振等病症。

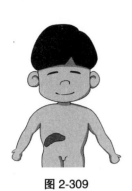

图 2-309

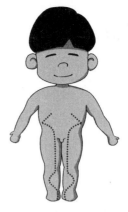

图 2-310

（二）"呵"字诀

呵字为舌音，口型如下：

两唇和牙齿稍微张开（图 2-311）。

舌头略后缩，舌边轻轻贴在下槽牙边上，舌面下压（图 2-312）。

气息经过舌面与上腭之间的缝隙中，缓缓流出，口吐"呵"字音（图 2-313）。

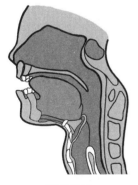
图 2-311

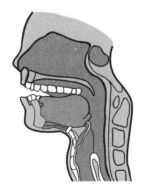
图 2-312

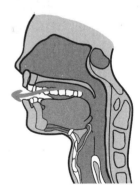
图 2-313

1. 接"嘘"字诀末式。鼻子吸气同时，两手小指轻轻贴着腰部向斜上方提起，目视前下方（图 2-314）。

2. 双膝微屈下蹲，两掌同时向斜下方插出，收紧双臂，两手在小指一侧靠近，掌心向上，做"捧掌"状，目视两掌（图 2-315）。

3. 两膝缓慢伸直，同时两肘慢慢屈曲，将两掌捧至胸前，两手中指约与下颏齐平，目视前下方（图 2-316）。

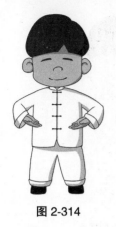
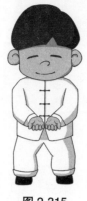
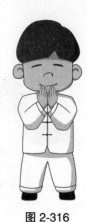

图 2-314　　　　　　　　图 2-315　　　　　　　　图 2-316

4. 两肘向外展开，与肩同高，同时两掌内翻，掌指朝下，掌背相互贴牢，双手慢慢下插，口吐"呵"字音，目视前下方（图 2-317）。

5. 两掌下插到肚脐前时，两膝微屈下蹲，同时两掌外翻，掌心向外，慢慢向前方拨出，直到手臂呈圆形，目视前下方（图 2-318）。

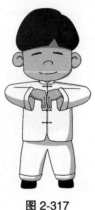
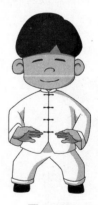

图 2-317　　　　　　　　　　　　　　　图 2-318

6. 重复动作 2 至 5 共 5 遍。在做最后 1 遍动作时，动作 5 结束之后即接"呼"字诀。

作用：中医认为"呵"字诀与心脏相应，练习"呵"字诀具有泄出心脏浊气，调整心脏的功能，疏通心经的作用，能协助治疗心绞痛、心悸、失眠、健忘等疾病，还可增强关节间的柔韧性和协调性，锻炼骨骼，预防老年人骨质疏松（图 2-319、图 2-320）。

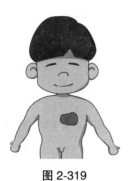

图 2-319

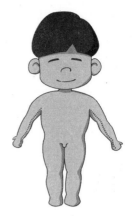

图 2-320

(三)"呼"字诀

呼字为喉音,口型如下:

发声吐气时,嘴唇成圆形,舌两侧向上微卷(图 2-321~ 图 2-323)。

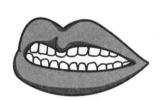

图 2-321

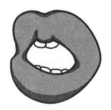

图 2-322

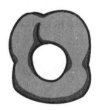

图 2-323

舌体略下沉,气息从喉部呼出时,经过圆形口唇中间缓缓流出,口吐"呼"字音(图 2-324)。

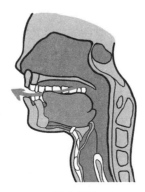

图 2-324

1. 接"呵"字诀末式。两膝慢慢伸直,同时两掌转为内翻,掌心向内,指尖斜相对,慢慢收至离肚脐方向约 10 厘米处(图 2-325)。

2. 两膝微屈下蹲,同时两掌向外展开,掌心分开的距离与手掌离开肚脐的距离相当,两臂呈圆形,口吐"呼"字音,目视前下方(图 2-326)。

3. 两膝慢慢伸直,同时两掌缓缓向肚脐方向靠拢。重复动作 2 至 3 共 5 遍,共吐"呼"字音 6 次(图 2-327)。

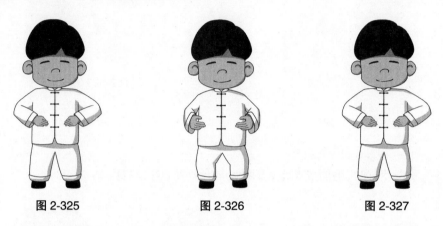

图 2-325　　　　　　　图 2-326　　　　　　　图 2-327

作用:中医认为"呼"字诀与脾脏相应,练习"呼"字诀具有吐出脾胃内浊气,促进肠胃蠕动,调理脾胃功能,疏通脾经的作用(图 2-328、图 2-329)。

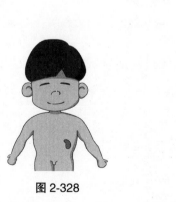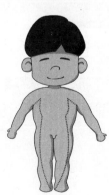

图 2-328　　　　　　　　　　　图 2-329

(四)"呬"字诀

呬字为齿音,口型如下:

发声吐气时,上下门牙对齐,留有一点缝隙,舌尖轻轻抵在下齿内侧(图 2-330、图 2-331)。

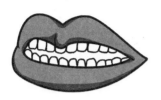

图 2-330

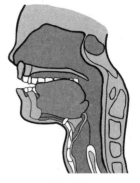

图 2-331

气息从牙齿间的缝隙中,慢慢呼出体外,口吐"呬"字音(图 2-332、图 2-333)。

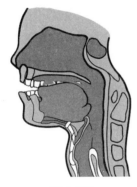

图 2-332

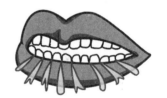

图 2-333

1. 接"呼"字诀末式。两膝微屈,同时两掌自然下垂至两臂微屈状态,掌心向上,目视前下方(图 2-334)。

2. 两膝慢慢伸直,两掌上托至胸前呈托举状,目视前下方(图 2-335)。

3. 两肘向后下方下落,夹紧两肋,展肩扩胸,感觉到肩胛骨向脊柱方向靠拢。颈部微缩,头部微低后仰,两掌立于肩前,指尖向上,目视前斜上方(图 2-336)。

4. 两膝微屈下蹲,肩膀放松,两掌缓慢向前平推,掌心向前,口吐"呬"字音,目视前方(图 2-337)。

5. 两掌外旋,掌心相对,与肩同高(图 2-338)。

6. 两膝缓慢伸直,两掌收回至胸前,同动作 2。重复动作 3 至 6 共 5 遍,共吐"呬"字音 6 次(图 2-339)。

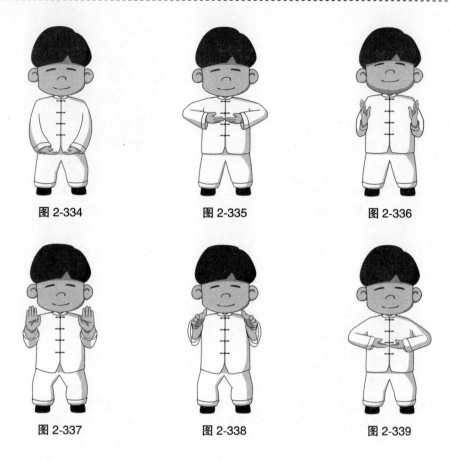

图 2-334 图 2-335 图 2-336

图 2-337 图 2-338 图 2-339

作用：中医认为"呬"字诀与肺脏相应，练习"呬"字诀不仅具有扩张胸部，帮助吐出肺部浊气，调理肺脏功能，疏通肺经的作用（图 2-340、图 2-341），还可缓解肌肉疲劳，防治颈椎病、肩周炎等病症。

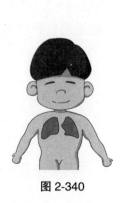

图 2-340

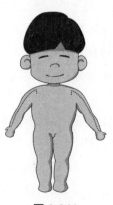

图 2-341

（五）"吹"字诀

吹字为唇音。

"吹"字诀口型是六字诀中最复杂的一个，因为只有这个字诀的口型是动态的。为了方便掌握，可以把它分解成三步来进行练习。

第一步，舌尖轻轻抵在上齿内侧，两唇和牙齿微微张开，发拼音"ch（吃）"的声音（图 2-342~ 图 2-344）。

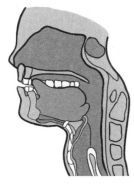
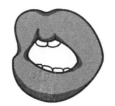

| 图 2-342 | 图 2-343 | 图 2-344 |

第二步，把张开的两唇稍微闭合，把舌尖放平，发拼音"u（乌）"的声音（图 2-345）。

第三步，再将两唇微微张开，舌头与嘴角都要向后拉，同时舌尖轻轻抵在下齿内侧，发拼音"i（衣）"的声音（图 2-346）。

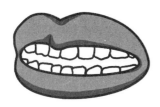
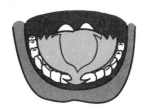

| 图 2-345 | 图 2-346 |

将以上三步连在一起发声，便是"吹"字音。发声吐气时，气息从喉部呼出后，经过舌头两边绕到舌下，再经两唇间慢慢呼出体外，发"吹"音。

1. 接"呵"字诀末式。两掌向前伸展，掌心向下（图 2-347）。

2. 两臂向两侧张开平举，掌心朝向斜后方（图 2-348）。

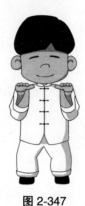

图 2-347

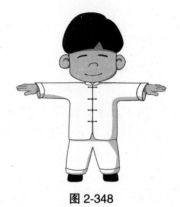

图 2-348

3. 两臂向内旋转,向后划弧度至腰部,两掌掌心轻贴于腰眼上,指尖指向斜下方,目视前下方(图 2-349、图 2-350)。

4. 两膝微屈下蹲,两掌从腰部缓慢下滑,前摆至胸前,掌心相对,口吐"吹"字音,目视前下方(图 2-351)。

5. 两膝缓慢伸直,同时两掌收回至腹前,目视前下方(图 2-352)。

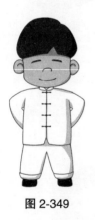

图 2-349

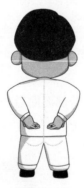

图 2-350

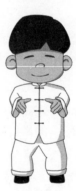

图 2-351

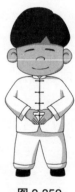

图 2-352

6. 两掌缓慢摩腰部带脉方向(图 2-353)。

7. 两掌继续后摩,掌心轻贴于腰眼上,目视前下方(图 2-354)。

8. 两膝微屈下蹲,两掌从腰部缓慢下滑,前摆至胸前,掌心相对,口吐"吹"字音,目视前下方。重复动作 5 至 8 共 4 遍,共吐"吹"字音 6 次(图 2-355)。

作用:中医认为"吹"字诀与肾脏相应,练习"吹"字诀具有泄出肾脏浊气,调理肾脏功能,疏通肾经的功效(图 2-356、图 2-357)。长时间练习"吹"字诀,能起到预防衰老的作用。

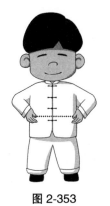

图 2-353

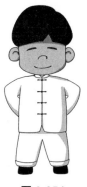

图 2-354

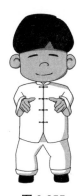

图 2-355

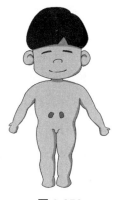

图 2-356

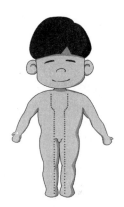

图 2-357

（六）"嘻"字诀

嘻字为牙音,口型如下:

发声吐气时,两唇与牙齿稍微张开,嘴角稍微后拉,舌尖轻轻顶在下齿内侧(图 2-358~ 图 2-360)。

从槽牙和其他牙齿间的缝隙中,慢慢呼出体外,口吐"嘻"字音(图 2-361)。

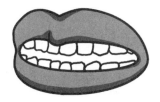

图 2-358

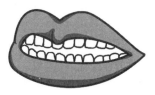

图 2-359

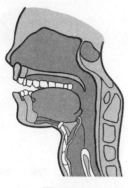

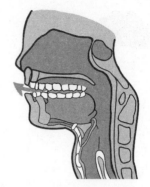

图 2-360　　　　　　　　　　　　　　图 2-361

1. 接"吹"字诀末式。两臂自然垂落于身体前方,两掌外翻,掌心向外,掌背相对,指尖向下,目视两掌(图 2-362、图 2-363)。

2. 两膝缓慢伸直,同时两掌缓慢上提至颈前(图 2-364)。

3. 两手继续上提,两掌分开,两臂呈弧形,掌心朝向斜上方,目视前上方(图 2-365)。

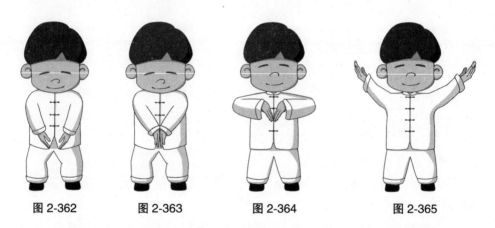

图 2-362　　　　图 2-363　　　　图 2-364　　　　图 2-365

4. 屈肘,两手经面部收回,约与肩同高时两掌十指相对,掌心向下。随后,两膝微曲下蹲,目视前下方(图 2-366)。

5. 两掌分别向外、向下打开,离身体两侧约 15 厘米处,掌心向外,十指向下,同时口吐"嘻"字音,目视前下方(图 2-367)。

6. 两掌向腹前合拢,掌背相对,掌心向外,双目紧盯两掌(图 2-368)。

7. 两膝缓慢伸直,同时两掌缓慢上提至颈前(图 2-369)。

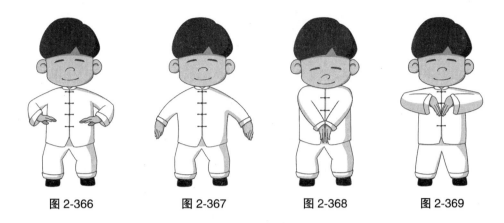

图 2-366   图 2-367   图 2-368   图 2-369

8. 两手继续上提,两掌分开,两臂呈弧形,掌心朝向斜上方,目视前上方(图 2-370)。

9. 屈肘,两手经面部收回,约与肩同高时两掌十指相对,掌心向下。随后,两膝微曲下蹲,目视前下方(图 2-371)。

10. 两掌分别向外、向下打开,离身体两侧约 15 厘米处,掌心向外,十指向下,同时口吐"嘻"字音,目视前下方(图 2-372)。重复动作 6 至 10 共 5 遍,共吐"嘻"字音 6 次。

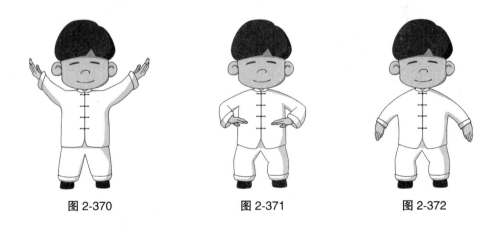

图 2-370   图 2-371   图 2-372

作用:中医认为,"嘻"字诀与五脏六腑中的少阳三焦之气相应,练习"嘻"字诀具有疏通三焦经,调理上、中、下三焦,增强脏腑功能,调畅全身气机的作用(图 2-373)。

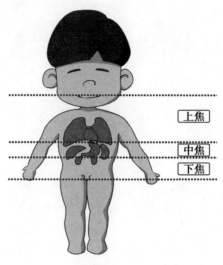

上焦

中焦

下焦

图 2-373

（七）收式

1. 接"嘻"字功末式。两膝慢慢伸直,同时两手内翻,掌心向内,缓慢向腹部前方合拢,双手虎口相互交叉,以肚脐为中心,沿顺时针方向揉搓腹部 6 圈,再沿逆时针方向揉搓腹部 6 圈(图 2-374)。

2. 两掌自然松开,两臂放松垂于身体两侧,左脚收回,目视前下方(图 2-375)。

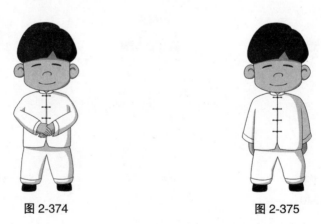

图 2-374　　　　　　　　　　　　　图 2-375

作用:通过简单的导引动作,促进脏腑的气血运行,达到疏理肠胃、气沉丹田的功效,使练习者从练功状态慢慢转变到正常状态中。

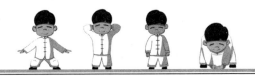

第三章 不同人群中医养生保健操

中医养生以"因人制宜"为基本原则,注重养生的个体差异,强调在辨识个体差异的基础上,选择适当的养生方法,以达到最佳的养生效果。不同年龄的人群,其脏腑精气与功能状况均不相同,个体生长发育情况以及气血的盛衰亦有差异,发病的规律也各不相同,故其养生的方式就有差别。因此,以人群为对象,讨论养生方法的具体应用较为适宜。本章根据不同人群的生理特征及易患疾病的特点,总结了分别针对儿童、妇女、中青年及老年人等不同人群的中医养生保健操,并详细介绍了其动作要领。

第一节 儿童养生保健操（眼保健操）

中医认为儿童五脏娇嫩,先天肾气未充,后天脾胃未实,脏器清灵。由于儿童正处在学习阶段,近距离用眼时间较长,久视伤血,或因机体气血不足,气血不能上荣于眼部和头面,眼睛失于濡养,就很容易出现眼部疾患。因此,对于儿童来说,保护眼睛和视力,做好早期防护很有必要。中医学遵循按经络取穴的原则,在与眼部相关的穴位进行按摩保健,可起到明目安神、保护视力的作用,故本节重点介绍眼保健操。

眼保健操是一种保健体操项目,是根据传统中医经络、推拿理论,集合体育医疗综合而成的按摩法。它源于1972年教育部规定的小学生每天2次课间眼保健操,是中国校园文化的传统保健项目,旨在提高学生保护眼睛的意识,改善头部血液循环,缓解眼部疲劳。

眼保健操诞生后,经历了多次推陈出新,目前大多沿用的是2008年国家推出的新版眼保健操。

（一）做操前的准备

1. 洗净双手,确保指甲已剪短。

2. 身体坐正,双腿自然放松,闭眼。双手自然垂于身体两侧,放松肩部,放松面部肌肉,深呼吸。

（二）做操步骤

第一步 按揉耳垂眼穴,脚趾抓地

耳垂眼穴:位于耳垂中心位置(图3-1)。

用双手大拇指和食指的螺纹面捏住耳垂正中的眼穴,其余三指自然并拢弯曲。伴随口令,用大拇指和食指有节奏地揉捏穴位,每按揉1圈为一拍,同时用双脚10个脚趾做抓地运动,每抓地1次为一拍,做4个八拍,按揉圈数为32次(图3-2、图3-3)。

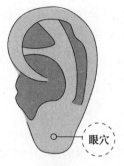

眼穴

图3-1

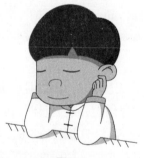

图3-2

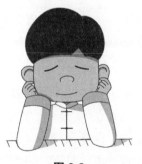

图3-3

如何抓地?

首先,小腿用力,把力量传送至10个脚趾。然后,脚趾向脚心靠拢,仿佛要抠住地面。

第二步 按揉太阳穴,刮上眼眶

太阳穴:位于前额两侧,眉梢与外眼角延长线间的凹陷处(图3-4)。

按揉上眼眶腧穴:攒竹穴、鱼腰穴、丝竹空穴(图3-5)。

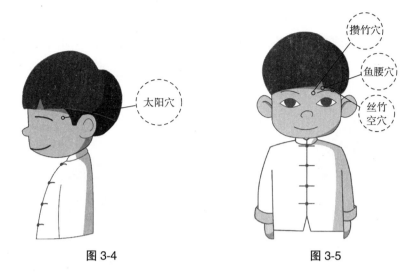

图 3-4　　　　　　　　　　　　　　图 3-5

攒竹穴:在面部,眉头凹陷中,额切际处。

鱼腰穴:位于额部,瞳孔直上,眉毛中。

丝竹空穴:在眉梢凹陷处。

1. 用双手大拇指的螺纹面分别按在两侧太阳穴上,其余手指自然放松、弯曲(图 3-6)。

2. 伴随口令,先用大拇指轻按揉太阳穴,每按揉 1 圈为一拍,连做四拍,按揉 4 圈。然后,大拇指不动,用双手食指的第 2 个关节内侧,稍加用力从眉弓(眉毛内侧)刮至眉梢,刮上眼眶 1 次为两拍,连做四拍。如此交替,做 4 个八拍(图 3-7、图 3-8)。

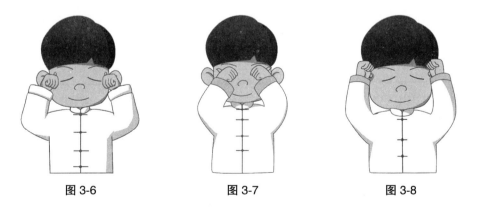

图 3-6　　　　　　　　　图 3-7　　　　　　　　　图 3-8

第三步　按揉四白穴

四白穴:位于眼睛瞳孔中间垂直线和鼻梁中点横线的交叉点,也就是瞳孔直下,眶下孔凹陷处(图3-9)。

用双手食指螺纹面分别按在两侧穴位上,大拇指抵在下颌凹陷处,其余手指自然放松、握起,呈空心拳状。随音乐口令有节奏地按揉穴位,每按揉1圈为一拍,做4个八拍,共按揉32圈(图3-10)。

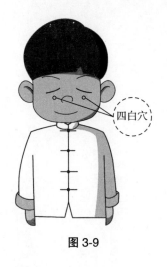

图 3-9

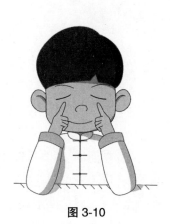

图 3-10

第四步 按揉风池穴

风池穴:位于后颈部枕骨下,颈部两条大筋外缘凹陷中,与耳垂齐平。穴位按压准确时,会有酸、胀、微痛感(图3-11)。

双手食指和中指并齐,螺纹面分别按在两侧穴位上,其余三指自然放松。随口令有节奏地按揉穴位。每按揉1圈为一拍,做4个八拍,共按揉32圈(图3-12、图3-13)。

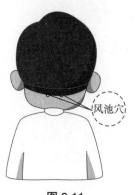

图 3-11

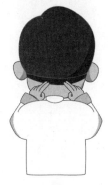

图 3-12

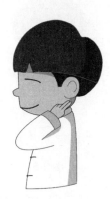

图 3-13

第五步　按头部督脉穴

头部督脉:将前额发际处至头后部发际处中点连成直线(图 3-14)。

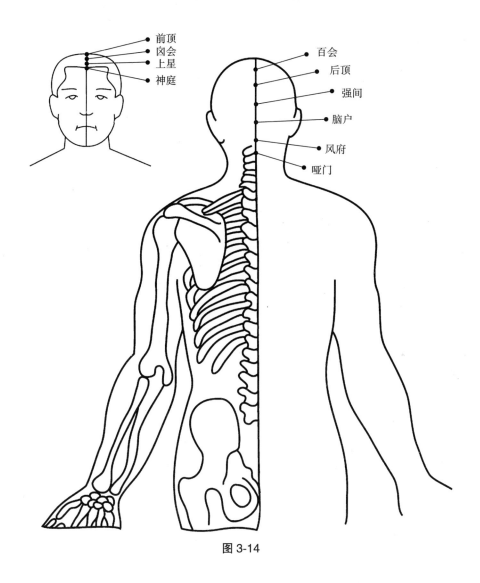

图 3-14

　　用双手除大拇指以外的四指指腹部分,沿头部正中线按压头部督脉穴位,从前往后随口令有节奏地按揉穴位,共按揉 4 次,做 4 个八拍(图 3-15、图 3-16)。结束后张开双眼,眺望远处。

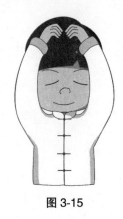

图 3-15

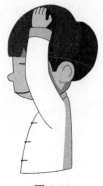

图 3-16

第二节 妇女养生保健操

中医学认为人体以脏腑、经络为本，以气血为用。女性在脏器上有行经和孕育胎儿的胞宫，在肾脏产生的能促进人体生长、发育和生殖的天癸作用下，以在脏腑生化所产生的气血为物质基础，通过经络沟通表、里、内、外，产生了胎孕、产育和哺乳等生理活动。本章从健胸美乳、孕期、产后等方面介绍中医相关的养生保健操。

一、胸部保健操

乳房是女性形体美的特有象征。在古希腊时代、欧洲文艺复兴时期以及古埃及，艺术家们都常以突出丰满、健康的乳房来展现女性的美丽。乳房的健康、美丽是女性关注的重要事情。随着乳房疾病发病率的升高，保护乳房健康在女性的一生中尤为重要。这套健胸美乳保健操，通过全身、颈部、上肢、肩部、胸背的运动，同时引入对经络的拍打、推、敲击等动作，既能锻炼胸形，又促进胸部的气血运行，起到预防乳房疾患的作用。

（一）全身运动促循环

1. 步行时，脚跟先着地，上肢微微弯曲，如斜抱球的动作，掌心相对，配合步行左右手交换抱球姿势，并逐渐加大和加快步伐（图 3-17、图 3-18）。

2. 站立位，双腿分开呈弓步，低头含胸，利用腰部将双臂从下往上环转，先向左拉伸，再向右拉伸，抬头挺胸，再沿逆时针方向重复进行（图 3-19~图 3-22）。

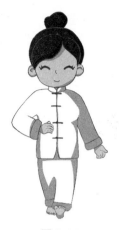

图 3-17

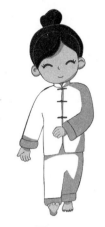

图 3-18

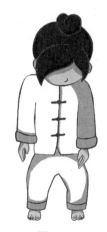

图 3-19

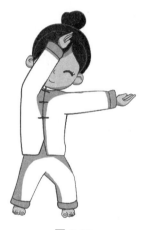

图 3-20

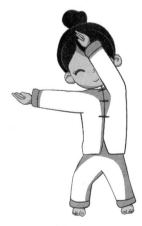

图 3-21

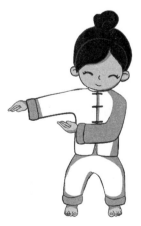

图 3-22

3. 双腿分开站立,用双手从鼻翼处摩擦至头顶,再进行梳头状到耳部,然后从上至下捏拿耳部,最后交替抖动双腿放松(图 3-23~ 图 3-29)。通过对膀胱经循行部位的揉、捏,来激发经气,清脑明目。

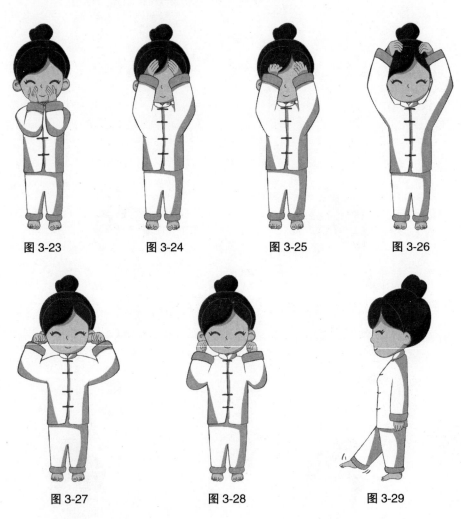

图 3-23　　　　　图 3-24　　　　　图 3-25　　　　　图 3-26

图 3-27　　　　　　　图 3-28　　　　　　　图 3-29

(二) 颈部运动松筋骨

1. 双腿分开站立位,双手臂自然放松,先低头,下巴尽量碰到胸骨,停留片刻,再将头慢慢向后仰,达到极限,停留片刻后放松,重复进行(图 3-30、图 3-31)。

2. 双腿分开站立,双手臂自然放松,含胸,下巴稍上抬并尽量往前伸,停留片刻,挺胸,同时将头慢慢向后伸,达到极限,停留片刻后放松,重复进行(图 3-32、图 3-33)。

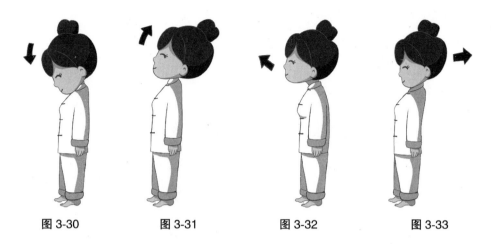

图 3-30　　　　　图 3-31　　　　　图 3-32　　　　　图 3-33

3. 双腿分开,双手臂自然放松,进行颈部旋转运动,先沿顺时针方向旋转,再沿逆时针方向旋转(图 3-34~ 图 3-37)。

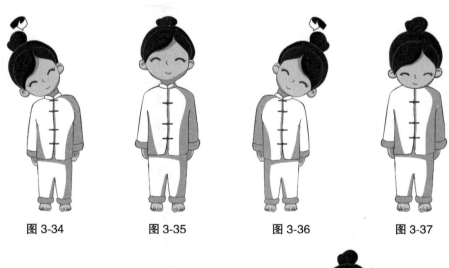

图 3-34　　　　　图 3-35　　　　　图 3-36　　　　　图 3-37

(三)上肢运动强胸肌

1. 双腿分开站立,双手左右分开,与地面平行,手掌根部用力,进行上下摆动(图 3-38~ 图 3-40)。手臂内侧,人体的心经、肺经、心包经由此经过,故本动作在放松胸部的同时,还能宽胸宁神,调理气机。

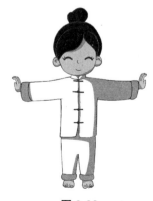

图 3-38

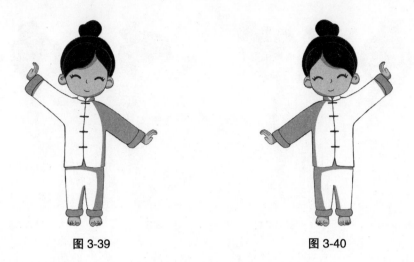

图 3-39　　　　　　　　　　　　　　　图 3-40

2. 双腿分开，手肘部向身体两侧屈曲，掌心向外，掌根部用力，先向身体两侧外推，再收回，然后再用力向上推，再收回，重复进行（图 3-41~ 图 3-44）。手臂外侧有大肠经、小肠经、三焦经通过，该运动在促进淋巴回流的同时，还能通腑排毒，促进代谢。

3. 双腿分开，手肘在身体两侧抬起并屈曲，含胸，在胸前掌心相对，将前臂合在一起，再将肘部尽量向身体两侧分开，同时挺胸复位，再重复进行（图 3-45~ 图 3-47）。肩部除了有手三阴经、手三阳经通过之外，起于足部的胃经、脾经和胆经等也在此通过，所以该运动在强化肩胸部肌肉的同时，还能预防脏腑及乳腺疾患。

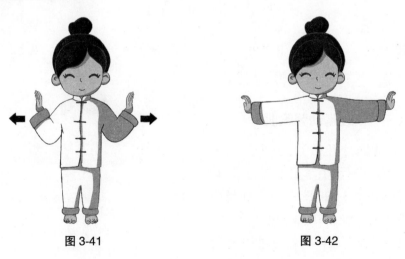

图 3-41　　　　　　　　　　　　　　　图 3-42

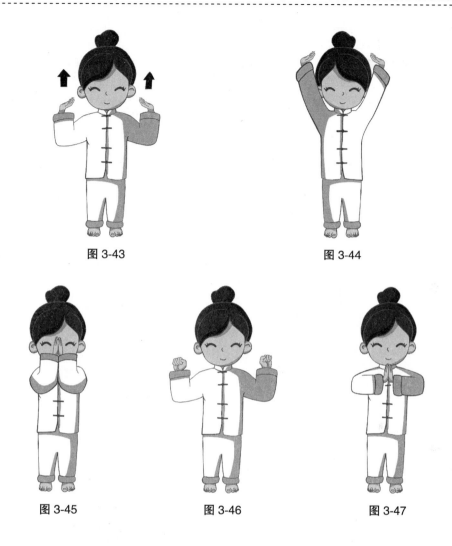

图 3-43　　　　　　　　　　　　图 3-44

图 3-45　　　　　　　图 3-46　　　　　　　图 3-47

（四）肩部拍穴防胸疾

1. 双腿分开站立，双上肢伸直，置于身体两侧，掌心向前，握空心掌，交替拍打肩部（图 3-48~ 图 3-50）。拍打部位处有肩井穴（治疗乳腺疾病的特效穴位），所以该运动在缓解肩部不适的同时，对乳腺疾患有一定的防治作用。

2. 双腿分开站立，双上肢置于身体两侧，掌心向外，手指微分开，手握空心掌交替拍打肩部（图 3-51、图 3-52）。

3. 双腿分开站立，双上肢伸直，置于身体两侧，掌心向前，握空心掌，双手交替拍打对侧肩（图 3-53、图 3-54）。

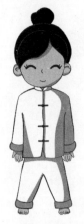

图 3-48

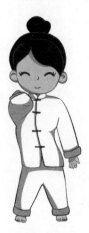

图 3-49

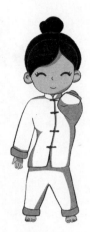

图 3-50

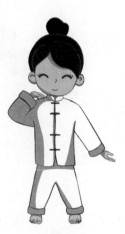

图 3-51

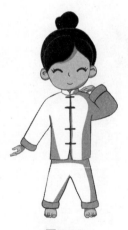

图 3-52

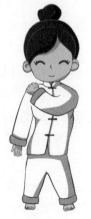

图 3-53

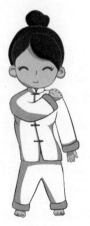

图 3-54

（五）胸背按摩护乳房

1. 双脚分开站立,踮起脚尖,手握空心掌,先用右手拍打左胸,同时左手拍打背部(图 3-55、图 3-56),再用左手拍打右胸,同时右手拍打背部,交替进行。胸前主要有云门、中府等穴位,背部主要有肺俞、心俞、肝俞、脾俞、胃俞、肾俞等穴位,所以该运动在拉伸胸部的同时,还能促进胸背部血液循环。

2. 双脚分开站立,双手掌在胸前合并,指尖朝上,向后敲击乳沟部位(图 3-57、图 3-58)。该锻炼方法主要敲击膻中穴,对乳汁少、胸痛、乳腺炎有一定的治疗作用。

3. 双脚分开站立,双手抬起,双肘屈曲置于胸前,逐渐伸直的同时,抖动放松上肢,重复进行(图 3-59、图 3-60)。

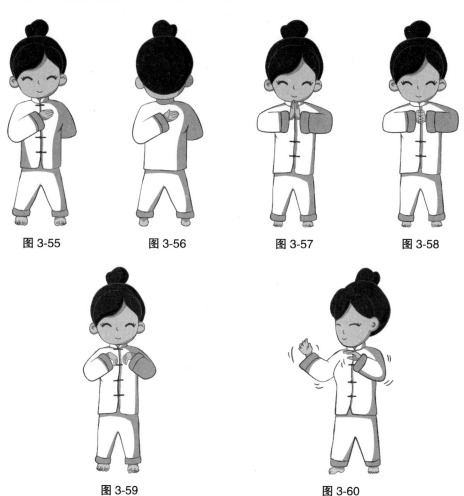

图 3-55　　　　图 3-56　　　　图 3-57　　　　图 3-58

图 3-59　　　　　　图 3-60

（六）经络按摩理气血

1. 双脚分开站立,抬高臀部,双手握空心掌,从乳根部开始拍打至腹股沟（图 3-61、图 3-62）。通过对乳根、期门、章门、天枢等穴位的拍打,起到疏肝理气、调整内脏功能、增强机体抗病能力等作用。

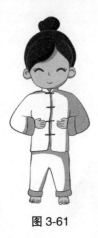

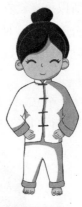

图 3-61　　　　　　　　　　　　　　　图 3-62

2. 双脚分开站立,左手抱头后部,右手握空心掌,拍打左侧身体,从腋下拍打至髋部。再换右手抱头后部,左手握空心掌,拍打右侧身体,从腋下拍打至髋部（图 3-63）。通过对渊腋、京门、居髎等穴位的拍打,促进胸部的气血运行,达到乳房保健的效果。

3. 双手重叠置于胃部,双腿分开并下蹲,先沿顺时针方向按揉胃部数圈,再沿逆时针方向按揉胃部数圈（图 3-64、图 3-65）。通过对上脘、中脘、下脘的按揉,起到改善消化、增强全身代谢的作用。

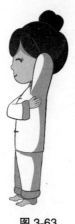

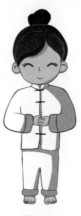

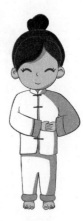

图 3-63　　　　　　　　　图 3-64　　　　　　　　　图 3-65

二、孕期保健操

中医认为,女子以血为本,以肝为先天,以肾为根。肝藏血,肾纳气,下焦肝肾之气血充盛是孕期调理的关键,因此孕期保健操主要针对足厥阴肝经、足少阴肾经以疏通气血的运行。孕期保健操,是一种专门为孕妇设计的操术,根据孕期的特殊生理特点而编设,目的在于有利于胎儿发育与母亲顺利分娩。

(一)提肛运动

坐在稳固的椅子上,两腿并拢,平放于地面上。轻轻吸气时,收缩肛门、会阴部肌肉,就像要憋住大小便时的感受,保持5~10秒后,呼气放松(图3-66)。重复进行5~10次。

作用:增加肛门、会阴部肌肉的弹性及控制能力,有助于降低分娩时会阴部肌肉撕裂的风险。

(二)盘坐调息

盘腿坐位,上半身自然放松,两手自然轻放于两膝上,调整气息(图3-67)。重复进行5~10次。

图 3-66

作用:盘坐调息可放松身心,疏通经络,调和气血,保持机体阴阳平衡;同时可松弛腰部关节,伸展骨盆肌肉群,提高其柔韧性,有利于顺产。

(三)压膝运动

盘腿坐位,上半身自然放松,将两脚底贴合在一起,脚后跟尽量靠近身体,两手分别放在两侧膝盖上,轻轻下压,再轻放(图3-68)。重复进行5~10次。

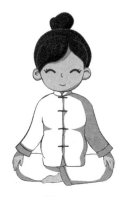

图 3-67

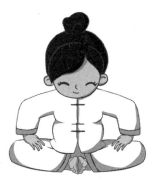

图 3-68

作用:疏通腰腹部与大腿内侧的经络(包括足厥阴肝经、足少阴肾经),有利于打开骨盆,放松髋关节,帮助伸展骨盆肌肉,改善盆腔肌肉与大腿肌肉的柔韧性,促进血液循环,有利于分娩时婴儿顺利通过产道。

(四)伸腿下压

坐位,两腿向两侧分开,抬头挺胸,找到适合自己的角度,脚尖向外,脚背朝上(图 3-69)。重复进行 5~10 次。

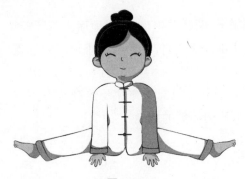

图 3-69

作用:疏通腰腹部与大腿内侧的经络(包括足厥阴肝经、足少阴肾经),有利于增强骨盆周围肌肉及会阴部肌肉的弹性。

(五)下蹲运动

方法一:靠墙站立位,两腿分开,略宽于肩,吸气时腰部挺直,呼气时两腿缓缓下蹲、屈膝,两脚支撑地面,脚尖向外(图 3-70)。重复进行 5~10 次。

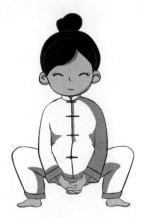

图 3-70

方法二:可在臀部下方放置一瑜伽垫,下蹲后坐瑜伽垫上,双手上举,其余方法同方法一(图 3-71)。重复进行 5~10 次。

方法三:站立位,两腿分开,略宽于肩,上半身挺直,双手扶住椅背,脚尖向外,结合呼吸,缓慢下蹲,然后缓慢站起(图 3-72)。重复进行 5~10 次。

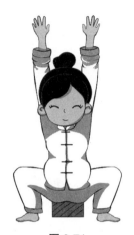

图 3-71

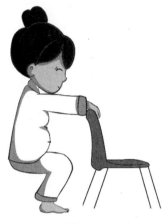

图 3-72

以上 3 种方法可根据个人喜好及身体的实际情况进行。

作用:疏通腰腹部与大腿内侧的经络(包括足厥阴肝经、足少阴肾经),有利于帮助打开髋部,锻炼骨盆底肌及大腿肌肉的弹性及力量,有利于分娩。

(六) 腰部运动

方法一:站立位,上半身挺直,双手扶住并固定椅背,缓慢吸气,踮起脚尖(图 3-73),身体向上,双手扶牢椅背,下腹部靠近椅背,再慢慢呼气,放松手臂,脚尖还原。重复进行 5~10 次。

方法二:俯卧位,以两腿与两手掌的力量支撑身体,跪在床上或垫子上,头俯低,同时背向上拱,之后头抬起,同时背向下压(图 3-74、图 3-75)。重复进行 5~10 次。

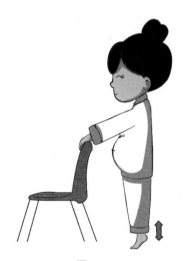

图 3-73

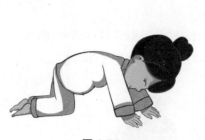

图 3-74

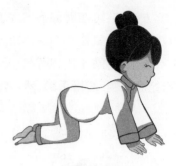

图 3-75

以上两种方法可根据个人喜好及身体的实际情况进行。

作用:疏通腹部经络(包括足厥阴肝经、足少阴肾经),有利于增强腹部、盆腔、腰背部肌肉的力量,减轻腰背部肌肉酸痛,利于胎儿顺利分娩。

(七) 脚尖及踝关节运动

动作一:坐在固定椅子上,两腿并拢,平放地面上,大腿与小腿成 90° 角。首先脚后跟上抬,然后脚尖使劲向上翘,待呼吸 1 次后,脚尖收回(图 3-76)。每次进行 1~2 分钟。

也可躺在床上,两臂自然放于身体两侧,重复做脚尖向前伸直、脚尖收回的动作(图 3-77)。每次进行 1~2 分钟。

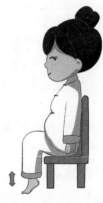

图 3-76

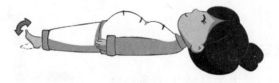

图 3-77

作用:疏通足底部和脚踝附近的经络(包括足少阴肾经和足厥阴肝经),促进脚部血液循环,增强脚部肌肉弹性,防止脚部肌肉疲劳,避免踝关节扭伤;同时还可促进全身气血运行。

(八) 腿部运动

方法一:站立位,上半身挺直,双手扶住椅背,右腿固定,左腿做 360° 转动划圈 10 次（图 3-78），两腿交替进行。重复进行 5~10 次。

方法二：仰卧位，两臂自然放于身体两侧，一侧大腿缓慢屈曲缓缓上举，膝盖与脚背伸直（图 3-79）。举腿时吸气，落腿时呼气。两腿交替进行，各 5 次。

方法三：仰卧位，两手臂自然平放于身体两侧，一侧大腿缓缓上举，膝盖与脚背伸直，当大腿与地面垂直时，将脚尖勾起并向外旋转（图 3-80），然后脚尖转回原位，将腿缓缓放下。举腿时吸气，落腿时呼气。两腿交替进行，各 5 次。

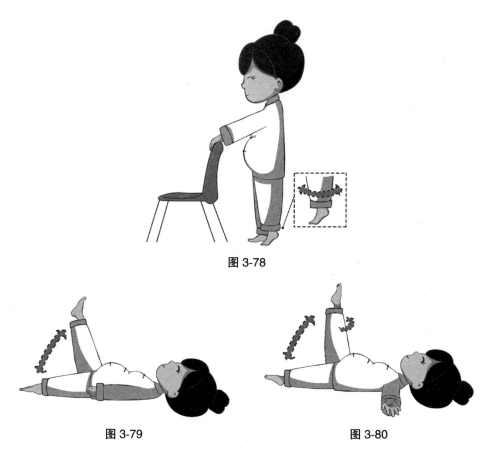

图 3-78

图 3-79　　　　　　　　　　　　　图 3-80

以上 3 种方法可根据个人喜好及身体的实际情况进行。

作用：疏通腿部经络（包括足少阴肾经和足厥阴肝经），有利于促进腿部血液循环，加强腿部肌肉锻炼，防止腿部肌肉疲劳。

（九）扭动骨盆运动

动作一：仰卧位，肩部与脚掌要贴紧床面，两腿与床成 45° 角，双膝并拢，膝关节带动小腿,缓慢进行左右翻倒运动(图3-81)。重复进行5~10次。

动作二:接动作一,回到仰卧位,左腿屈膝,右腿伸直,往左侧翻倒,重复进行5~10次。然后右腿屈膝,左腿伸直,往右侧翻倒(图3-82),重复进行5~10次。

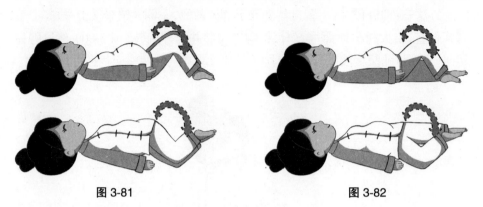

图3-81   图3-82

作用:加强骨盆关节,增强腰部肌肉柔韧性。

(十) 抬臀运动

仰卧位,两膝屈膝,脚掌着地,两臂放于身体两侧,利用肩部、背部及两脚的支撑力,尽可能抬高腰、臀部,成反弓形(图3-83)。腰部抬高时吸气,下落时呼气。

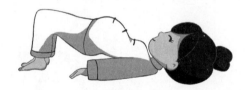

图3-83

作用:缓解腰背部疼痛,加强背部、臀部肌肉以及盆底肌肌肉力量,利于顺产。

孕期保健操可每天早晚各练习1次,应注意孕期运动宜缓慢进行,练习者应根据自身承受能力调整动作幅度与力度,注意自身安全,不可蛮干,不宜过度劳累。如有任何不适,请及时停止并寻求帮助。

三、产后康复保健操

产妇在分娩时,会损耗身体气血,因此宜在产后运用食物和药物滋养、调补身体的基础上,经常练习促进产后康复的保健操,可以增强体质,恢复体形。

一般产妇于产后2~3天可起床进行适当活动,使气血流畅。6周后可开始进行适度的产后保健运动,但不宜过早下蹲或下腹用力,以防子宫脱垂。

(一) 产后恢复穴位按摩

1. **按揉肾俞穴** 站立位,上半身自然放松,两手掌心向下,虎口叉于腰间(图3-84),大拇指指腹按压肾俞穴,进行360°旋转按摩。也可两手掌心向上,叉于腰间(图3-85),用中指指腹按压肾俞穴,进行360°旋转按摩,按揉3分钟。

肾俞穴位置:第二腰椎棘突下旁开1.5寸处(图3-86)。

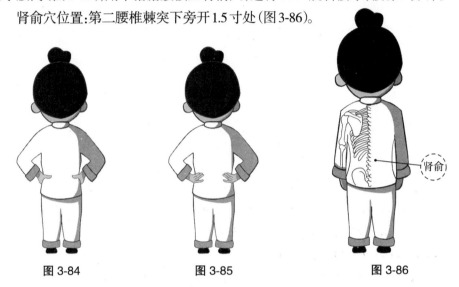

图 3-84　　　　　　　　图 3-85　　　　　　　　图 3-86

作用:有助于缓解产妇腰酸、腰痛等肾虚的症状。

2. **按揉乳根穴** 站立位,挺胸,找到乳根穴,用大拇指指腹按压穴位,进行360°旋转按摩,按揉3分钟(图3-87)。

乳根穴位置:胸部,乳头直下,乳房根部,第5肋间隙,距前正中线4寸(图3-88)。

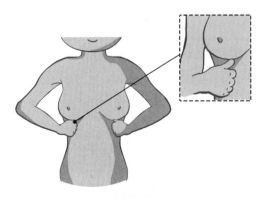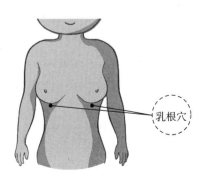

图 3-87　　　　　　　　　　　　　　图 3-88

作用:促进乳汁分泌,有利于产后身体恢复。

3. 按揉膻中穴　站立位,挺胸,找到膻中穴,用一手大拇指指腹按压穴位,进行 360° 旋转按摩,按揉 3 分钟(图 3-89)。

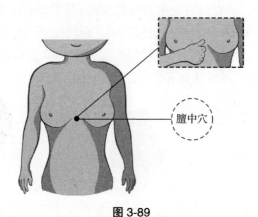

膻中穴

图 3-89

膻中穴位置:在胸部前正中线上,两乳头连线的中点,平第 4 肋间隙。

作用:可使气血调和,有助于乳汁分泌。

4. 按揉少泽穴　坐位,找到少泽穴,用大拇指指腹按压穴位,进行 360° 旋转按摩,按揉 3 分钟(图 3-90)。

少泽穴位置:在小指末节尺侧,距指甲角 0.1 寸(图 3-91)。

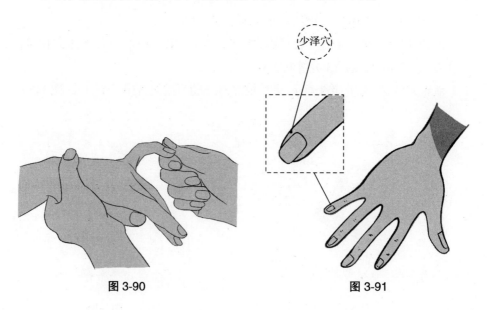

少泽穴

图 3-90　　　　　　　　　　图 3-91

作用:促进血液循环,有助于预防乳腺炎,缓解乳汁分泌不足。

5. 按揉光明穴　坐位,找到光明穴,用大拇指或食指指腹按压穴位,进行360° 旋转按摩,按揉 3 分钟(图 3-92)。

光明穴位置:光明穴位于人体的小腿外侧,当外踝尖上 5 寸,腓骨前缘(图 3-93)。

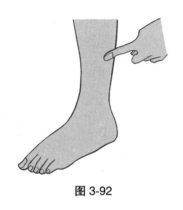

图 3-92

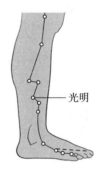

光明

图 3-93

作用:促进血液循环,有助于预防并减少乳房胀痛。

(二)产后康复操

1. 腹式呼吸运动　仰卧位,两膝关节屈曲,两脚掌平放在床上,两手放于腹部,做深呼吸,吸气时,肚子鼓起,呼气时,肚子收回(图 3-94)。连续进行 30~50 次。

2. 肛门及阴道肌肉运动　平卧位,两腿交叉,大腿并拢,收缩会阴及肛门肌肉,保持 4~5 秒,再放松肌肉,反复进行5 分钟。

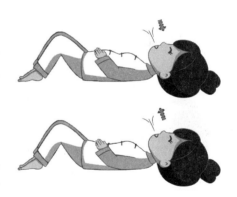

图 3-94

3. 交替踢腿运动　仰卧位,两腿伸直,两手抱住后脑勺,头和肩膀稍抬起,同时做两腿上下交替运动,幅度由小到大,由快到慢,连续进行 30~50 次(图 3-95)。

4. 跷脚运动　仰卧位,两手掌心向下,握住床栏,两腿伸直同时上跷,脚尖绷直,两腿与身体的角度最好达到 90°(图 3-96),停留 2~3 秒后再复位,重复进行,直到腰部发酸为止。

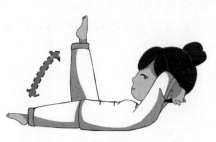

图 3-95

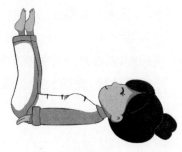

图 3-96

5. 桥式运动　仰卧位,两膝屈膝,两脚掌平放在床上,两手放于身体两侧,掌心向下,利用肩背部、两脚及两手的支撑力,尽可能抬高臀部,停留 2~3 秒,再缓缓下落(图 3-97)。稍事休息后重复进行,直到腰部发酸为止。

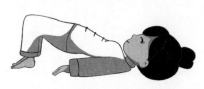

图 3-97

6. 蹬车运动　仰卧位,两手自然放于身体两侧,两腿尽量上跷,做骑自行车的运动,直到两腿发酸为止(图 3-98、图 3-99)。

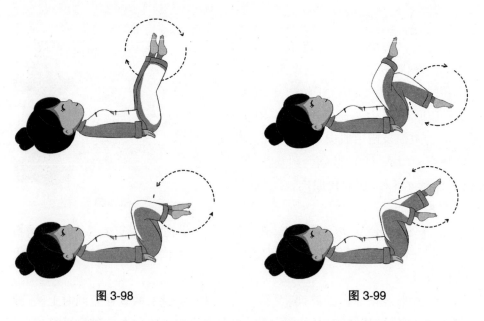

图 3-98

图 3-99

7. 单腿蹦跳运动　单腿站立位,另一腿弯曲抬起,保持身体重心平衡,连续蹦跳 20~30 次,左右腿交替进行,直到腿酸为止。

8. 收紧腹肌运动 站立位,两腿分开,略宽于肩,两膝屈曲,弯腰向前,双手扶住膝盖,上半身与地面保持平行,抬头,目视前方(图 3-100)。吸气后收紧腹肌,直到需要呼气后停止,重复 10~15 次。

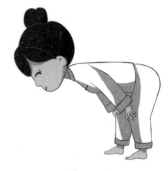

图 3-100

9. 躯干扭动运动

动作一:仰卧位,两手抱头,左腿伸直,稍离床面,右腿屈膝,左肘部碰右侧膝盖,同时头转向右侧(图 3-101)。

动作二:左腿屈膝,向上提起,与右腿并拢,然后伸直右腿,扭转身体,向相反方向重复以上动作。重复 20~30 次。

10. 膝胸卧位 身体呈跪伏状,大腿与床面垂直,两腿分开与肩同宽,头侧向一边,两上臂贴于床面,掌心向下,保持动作 3~5 分钟(图 3-102)。

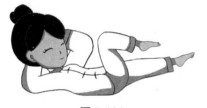

图 3-101

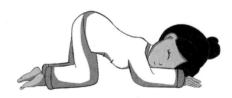

图 3-102

作用:通过循序渐进地做操锻炼,可以舒筋活血,益气固表,促进子宫恢复,锻炼身体肌肉,尤其可使腹部肌肉得到锻炼,促进形体恢复及产后身体的全面康复。

第三节 中青年养生保健操

中青年时期虽为身体功能强健,精神、体力旺盛的阶段,但由于工作、生活等各方面压力较大,往往容易形成亚健康状态或者疾病前期状态。在中青年时期较早地运用中医相关的养生保健方法进行锻炼,则可以起到健体防病、延缓衰老的作用。本节分别从男女不同生理特点的角度介绍防衰老保健操。

一、男性防衰老保健操

《素问·上古天真论》中对于男性的衰老特点有过这样的描述:"丈夫……五八,肾气衰,发堕齿槁;六八,阳气衰竭于上,面焦,发鬓颁白;七八,肝气衰,筋不能动,天癸竭,精少,肾脏衰,形体皆极;八八,则齿发去。"

从上述可见,男性到了40岁的年纪,就开始慢慢走向衰老,如何在中青年阶段做好养生保健,便成为了预防衰老的关键。

本套保健操吸收了中国古代养生功法的精髓,操作简便、强度适宜,经常练习能使广大男性朋友在繁忙的工作之余强身健体、放松自我,从而达到预防衰老的功效。

(一)深呼吸

1. 双脚开立与肩同宽,双手自然垂于身体两侧,双手由体前缓缓上举至胸前,自然伸直,立掌,指尖向上,手心向外,脚尖稍稍踮起,同时做深呼吸缓慢吸气(图3-103、图3-104)。

2. 膝盖弯曲半蹲,双手由体前自然下按至腹部,同时缓慢呼气(图3-105)。

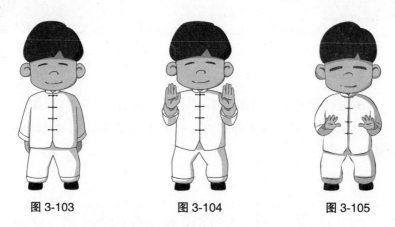

图3-103　　　　　图3-104　　　　　图3-105

3. 慢慢还原至双脚开立的准备动作,一呼一吸为一组,动作要缓慢,节奏要均匀,呼吸和身体运动相配合,循环进行八组。

作用:此节动作将太极拳起式之手势与深呼吸相结合,可以增强肺部功能,提高免疫力,保护呼吸道。坚持锻炼此节动作有助于人体内外气体交换,提高肺活量和血液中的氧含量,促进血液循环,改善脏腑功能,还能够安神醒脑,增强记忆力与身体活力。

（二）伸展运动

1. 双脚开立与肩同宽,身体直立,目光朝前,双手手指交叉放于颈后（图 3-106）。

2. 掌心朝上,双肩后移,将手臂缓慢向头顶举起,背部尽量伸展,同时做深呼吸（图 3-107）。

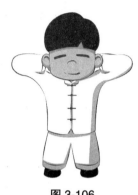

图 3-106

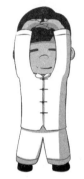

图 3-107

3. 双臂自然放下,恢复到准备姿势,如此反复八次。

作用:伸展运动可以放松人体关节和肌肉,促进全身血液循环,减轻长时间工作带来的疲劳感,有助于增强身体的柔软度,延缓衰老。

（三）扩胸运动

1. 双脚稍稍开立,双臂由体前上举,与肩平齐。

2. 左脚向前,同时手臂经体前交叉,屈臂向后扩胸,再伸平（图 3-108）。

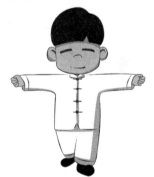

图 3-108

3. 收腿,自然还原至准备动作,换右腿向前,做扩胸运动,左右各做八组。

作用:扩胸运动可以有效地缓解因伏案工作而造成的压抑感,增强心肺功能。提高心肺供血、供氧的能力,同时还能锻炼胸背部肌肉,防止胸椎单向侧弯,预防或缓解颈椎病。

（四）上斜俯卧撑

1. 在条件允许的情况下,借助一个稳固的物体,高度大约为身高的一半,如办公桌、墙壁等。

2. 双脚并拢,身体成一条直线,双手抓住所选物体,与肩同宽(图 3-109)。

3. 弯曲肘部,将身体向固定物靠拢(图 3-110),暂停一会儿,然后推回到起始姿势,如此重复。

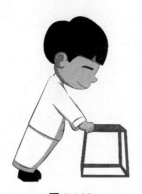

图 3-109

图 3-110

作用:由于男性的力量较大,与扩胸运动相比,俯卧撑能更好地锻炼胸部、背部肌肉,有助于释放长时间工作后的疲劳与压抑感,提高心肺功能,改善人体代谢,强身健体。由于此动作强度较大,切记应选择稳固的支撑物,视自身情况量力而为。

(五)甩腿运动

1. 一手扶墙或其他稳定支撑物,上身保持正直不动,脚面尽量绷直,向前后甩动单侧腿(图 3-111)。

2. 保持双腿伸直,在前后甩动完成后,改为左右甩动。

3. 一前一后加上一左一右为一组动作,双腿交替进行,各自完成前后、左右甩动各八组动作。

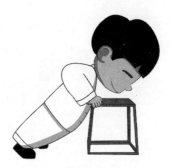

作用:甩腿运动可以锻炼下肢肌肉,疏通人体经络,促进气血运行,能很好地缓解由于久坐、久站等原因导致的下肢麻木症状。此外,甩腿运动

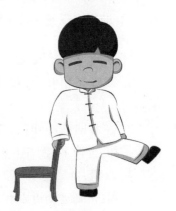

图 3-111

可以活动腿部关节和髋关节,对于预防关节炎、改善下肢无力有显著效果。

(六)高抬腿踏步

1. 保持上身挺直,一条腿尽量直立,将另一条腿抬高至水平(图 3-112)。

2. 双腿交替抬高,呈踏步状,同时配合摆臂与呼吸(图 3-113)。

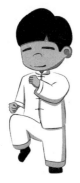

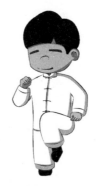

图 3-112   图 3-113

3. 保持稳定的节奏,以 30 次踏步为一组,一共做 5 组动作,可视自身情况进行加减。

作用:"树老先老根,人老先老腿",人体的衰老往往首先会出现下肢乏力等症状。高抬腿踏步能有效地锻炼腿部肌肉,提高髋关节、膝关节、踝关节等下肢关节的力量、柔韧性和协调性。还能刺激腰部肌肉,增强肌肉耐力,提高性功能,对于延缓衰老有重要意义。

(七)下蹲运动

1. 两脚开立与肩同宽,抬头挺胸,腰部伸直,背部挺直,将双手平举至体前(图 3-114)。

2. 深吸气的同时,缓慢屈膝下蹲,下蹲时膝关节保持与脚尖方向一致,膝盖尽量不要超过脚尖(图 3-115)。

3. 下蹲至大腿平行于地面或稍低于膝关节,将注意力集中于腿部,依靠大腿发力,呼气起立,整个动作中保持重心稳定,脚不能移动。

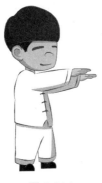

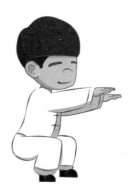

图 3-114   图 3-115

4. 恢复至准备动作,再缓缓下蹲,30个为一组,视自身情况量力而行。

作用:下蹲运动可以有效地塑造身形,对于腿部、臀部、腰部等肌肉具有显著的锻炼效果,同时可以强健心脏,扩大肺活量,对改善神经调节功能及内分泌功能都有积极的影响。

(八)腰部屈伸运动

1. 双脚开立,大于肩宽,深吸气,尽量挺直身体,利用腰部力量向前倾斜,双手触地(图3-116),保持2~3秒后,缓慢恢复到原来位置。

2. 身体回复正直,双手叉腰,利用腰部力量向后倾斜(图3-117),幅度尽可能地大,保持2~3秒后,缓慢恢复到原来位置。

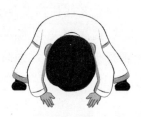

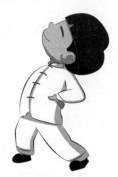

图 3-116　　　　　　　　　　　　　　图 3-117

3. 一前一后为一组,身体宜放松,动作尽量缓慢,反复做8组动作。

作用:长时间的办公,使许多人都出现了不同程度的腰痛症状,腰部屈伸运动能够放松腰部肌肉,促进血液循环,缓解腰酸背痛,同时可以有效地预防腰椎疾病的发生。

二、女性防衰老保健操

女子以肝为先天,以血为本。时常敲打、疏通足厥阴肝经与足少阴肾经上的穴位,能够活血通络、调和气血。本节所介绍的女性防衰老保健操,以老子按摩法为基础,融合上述两条经脉及其他特定穴位,旨在达到延缓女性衰老、美容养颜的目的。

预备动作(起式):坐于地上,双腿盘坐,上体正中,下颌微收,目视正前方,均匀呼吸。

(一)躯干动作

两手内旋,两手分别按压大腿,胯部保持不动,左右缓慢扭转身体14次,头部也跟随躯干扭转。

接上式,两手掌根分别按压大腿,五指用力来回搓捻大腿,同时用肩部带动躯干左右扭转 14 次(图 3-118)。

两手分别抱住头的两侧,肘关节外展,保持髋关节不动,左右扭转腰部 14 次(图 3-119)。

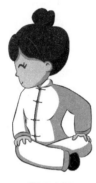
图 3-118

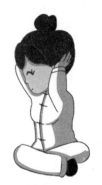
图 3-119

接上式,两手自然下垂,肩部保持不动,头部缓慢向左右交替转动 14 次。

作用:通过扭转躯干,可激发心、肝、脾、肺、肾等内脏活力,增强胃肠消化、吸收能力,促进水谷精微化生为气血津液,濡润全身。

(二)头部动作

两掌心相对,指尖朝后托于枕骨,拇指抵于下颌,从下至上缓慢托举头部 3 次(图 3-120)。

起身,双手交叉置于脑后,适度用力下压,低头俯身,最大程度地拉伸颈部肌肉,左右顿足各 3 次(图 3-121)。

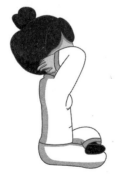
图 3-120

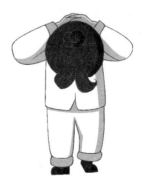
图 3-121

作用:舒缓颈部肌肉,使全身气血畅通,上荣于面。

(三)肩部动作

保持躯体直立,单手上举过头顶,将肘关节置于头部后方,两手相握,缓慢拉伸肩部3次(图3-122),左右交替。

两手于腹前十指交叉,掌心朝上,上举至胸前,向内旋腕反掌,掌心朝外,手臂向外直直推出,充分拉伸肩关节;再将手腕反转,掌心朝内,回拉至胸前,下压至腹部,此为一个循环(图3-123)。共重复3次。

接上式,用中指按揉胸前膻中穴3次。膻中穴位于胸部前正中线上,两乳头连线的中点,平第4肋间隙。

屈腕、屈肘,右手背抵于右肋处,以右肋处为支点,左手缓慢、适度地扳右肘,充分拉伸肩关节(图3-124)。左、右手各做3次。

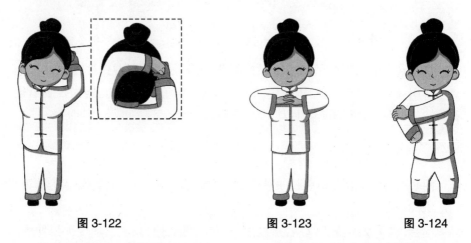

图 3-122   图 3-123   图 3-124

两手臂伸直,经体侧向前、向上、向后沿顺时针方向环绕舒展肩关节3次。

作用:充分舒展、拉伸肩部肌肉及韧带,有效地预防肩周炎;通过配合按揉膻中穴,起到理气宽胸、疏通经络的作用。

(四)提捏动作

手掌贴于颈部,五指用力拿捏、提拉颈部肌肉,左右手各做3次(图3-125)。

掌面贴于肩关节,拇指置于腋窝处,四指朝后,由内向外捏拿肩部,左右各3次(图3-126)。

作用:刺激手少阳三焦经。三焦与呼吸、循环、消化、泌尿等多个系统有关,疏通三焦经可使全身气血津液运行通畅,各脏腑功能协调,使身体强健。

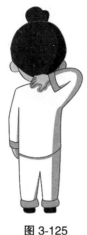
图 3-125

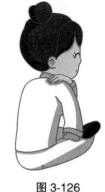
图 3-126

（五）手部动作

两手十指交叉相对，上、下、左、右充分活动腕关节 7 次（图 3-127）。

双手互相用力摩擦按摩手指，每个手指各 3 次（图 3-128）。

两手十指交叉于指根，掌心向下，用力下压，然后放松，共做 3 次（图3-129）。

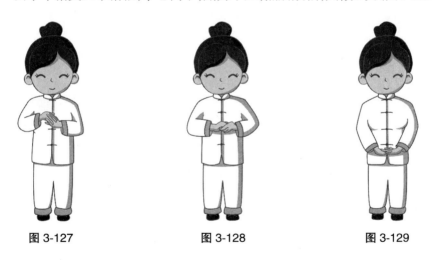

图 3-127　　　　　　　图 3-128　　　　　　　图 3-129

作用：中医学认为，"五脏有疾，当取之十二原"，腕关节附近分布有多个原穴，因此活动腕关节、按摩手指可激发元气，扶正祛邪。

（六）腰背动作

双手握空拳，用四指近端指间关节背侧突起用力上下摩擦脊背督脉（图 3-130）。

双手于背后交叠,用前臂部分用力按压脊背 3 次(图 3-131)。

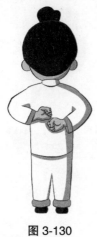
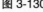

图 3-130

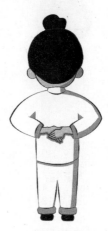

图 3-131

作用:中医学认为,背部是主一身阳气之督脉所在,"腰为肾之府",通过按摩刺激背部督脉及腰部,可补肾固肾,防治泌尿生殖系统疾病。

(七) 腿部动作

伸出左腿,右手托于左腿膝盖处,左手自上而下分别按压大腿、小腿内侧(肝经和肾经循行于此)3 遍(图 3-132)。此为左式,右式反之。

身体直立,右脚尖点地,以右脚踝关节为轴,沿顺时针方向充分活动踝关节 3 次(图 3-133)。此为右式,左式反之。

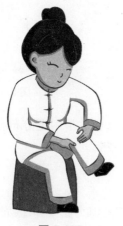

图 3-132

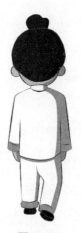

图 3-133

身体直立,右腿着地,左腿伸直、脚背绷直向上抬起,保持髋、膝、踝三点位于同一直线,左、右腿各抬 3 次。

接上式,双腿直立,腹部微收,以髋关节为轴心,扭动腰部并带动大腿、两脚内收、外展,左右各 3 次(图 3-134)。

接上式,单腿站立,抬左腿,以膝盖为轴心屈膝,向内、向外摆动,左右各 3 次。

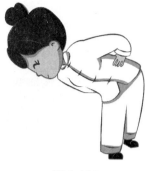

图 3-134

作用:通过腿部锻炼,并按摩腿部的肝经、肾经等经络以及相关腧穴,可以疏通肝经、肾经,强身固肾,畅达情志,并可在一定程度上缓解腿部水肿、疼痛等症状。

第四节 老年人养生保健操

中医学认为老年人随着年龄的增长,脏腑功能逐渐减退,气、血、津、液等物质逐渐亏虚,导致人体生理功能下降和脏器衰老。如此时饮食、起居等生活方式不当,或外感六淫、内伤七情,则容易罹患疾病。老年人进行适度的中医养生保健操锻炼,可以达到预防疾病、延年益寿的目的。本节将从益智健脑、手指保健、护齿健齿及防治下肢静脉血栓等方面介绍相关老年人养生保健操。

一、益智健脑保健操

中医学认为"头为诸阳之会","脑为元神之府",头部为众多经脉交汇之处。益智健脑保健操,通过按揉穴位、拉伸肌肉、运动手指等方式,可疏通经络,促进头部血液循环,起到开窍宁神、清心明目、益智健脑的作用,对于预防老年痴呆,减少脑血管疾病的发生具有一定的功效。

(一)按揉头部穴位

1. 百会穴

位置:位于头部,发际正中直上 5 寸,或两耳尖连线的中点处(图 3-135、图 3-136)。

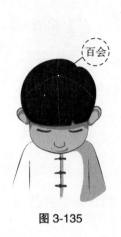

图 3-135

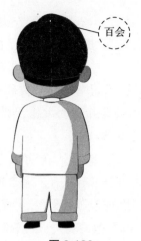

图 3-136

方法：坐位，可轻闭眼，用手掌掌心按摩此穴，沿顺时针与逆时针方向分别按摩 30 次（图 3-137）。

作用：百会穴，百脉之会，贯达全身，手足三阳经及督脉阳气在此交会。按揉此穴，能促进头部血液循环，提高大脑的供氧量，调节大脑功能和机体阴阳平衡，有增强记忆力的保健作用，长期坚持，能延年益寿，并可治疗健忘。

2. 哑门

位置：位于项部，后发际正中直上 0.5 寸，第 1 颈椎下方（图 3-138）。

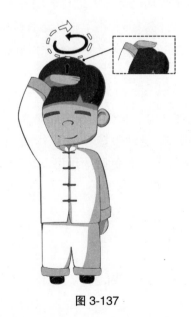

图 3-137

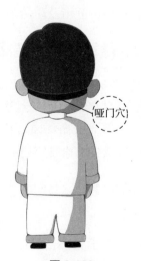

图 3-138

方法:坐位或站立位,找准穴位后,用一手中指指肚或食指、中指指肚按揉(图3-139)。每按揉1圈为一拍,做4个八拍,共按揉32圈。

作用:哑门穴系督脉与阳维脉之会穴,按揉哑门穴,并配合按揉风池穴,能促进头部血液循环,有防治老年痴呆、脑梗死等疾病的作用。

3. 按揉风池穴　详见眼保健操第四步。

4. 太阳穴

位置:位于前额两侧,眉梢与外眼角延长线间的凹陷处。

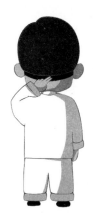

图 3-139

方法:坐位或站立位,找准穴位后,轻闭双眼,用两手中指指肚进行按揉(图3-140)。每按揉1圈为一拍,做4个八拍,共按揉32圈。

作用:太阳穴是人体头部的重要穴位,按揉此穴可以给大脑良性刺激,能够解除疲劳,振奋精神,止痛醒脑,并且能使人保持注意力的集中。

(二) 按摩头部督脉

1. 方法一:头部督脉:将前额发际处至头后部发际处中点连成直线(图3-141)。用双手除大拇指以外的四指指腹部分,沿头部正中线按压头部督脉穴位,从前往后随口令有节奏地按揉穴位,共按揉4次,做4个八拍。

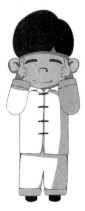

图 3-140

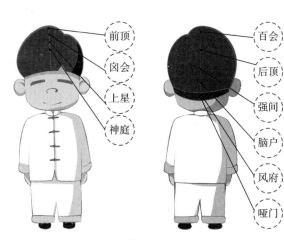

前顶
囟会
上星
神庭

百会
后顶
强间
脑户
风府
哑门

图 3-141

2. 方法二：坐位或站立位,使用梳子或刮痧板,从前发际线沿督脉梳或刮至哑门,梳或刮的力度以使头皮有酸、胀、麻的感觉为好,反复做30次(图3-142、图3-143)。

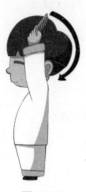

图 3-142

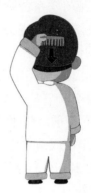

图 3-143

作用:本法对头部督脉有一种良性的刺激作用,可促进头部气血运行,调和百脉,提高大脑的供氧量,有益于大脑皮质功能的调整,可消除疲劳,振奋精神,增强记忆力。

(三) 手指运动

1. 手指张合:站立位或坐位,两手十指一张一合。一张一合为1次,反复做30次(图3-144、图3-145)。

2. 双手十指交叉于胸前,手心翻转向外之后用力向上推,反复做30次(图3-146、图3-147)。

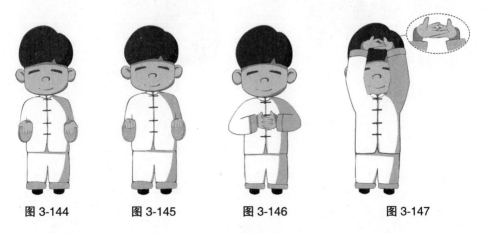

图 3-144　　　　图 3-145　　　　图 3-146　　　　图 3-147

3. 十指按压:站立位或坐位,抬高两肘至胸前,两手十指相对,互相按压,拇指与小指更为用力,反复做 30 次(图 3-148)。

4. 十指互拉:站立位或坐位,抬高两手至胸前,两手相对应的两个手指向相反方向用力勾拉,从双手拇指开始拉至小指,反复做 10 次(图 3-149)。

5. 握玩健身球:站立位或坐位,单手握住两颗健身球(或核桃),使小球在手中不断地转动互换位置(图 3-150),也可两手同时进行,时间以 10~20 分钟为宜。

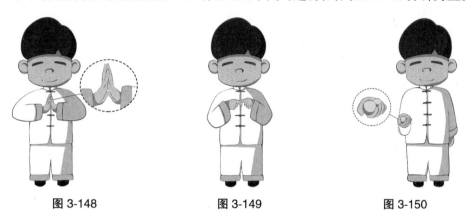

图 3-148　　　　　　　图 3-149　　　　　　　图 3-150

作用:大脑与两手通过经络紧密相连,通过以上手指运动,有疏通经络、畅通气血的作用,可益智健脑,提高思维及智力。

(四)单腿直立运动

站立位,双手在胸前合掌,闭眼或睁眼(老年人视身体实际情况而定,可选择闭眼或睁眼,周围应有可扶靠处或家人在旁保护),昂首挺胸,收腹提臀,左膝屈曲,脚心向后上方向,脚尖向下,双手合掌上举至额前,再向两侧打开,自然均匀呼吸(图 3-151、图 3-152)。左右交替,反复做 10 次。

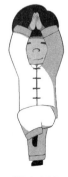
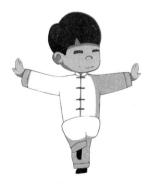

图 3-151　　　　　　　　　　　　　图 3-152

作用:此动作属抱元守一的方式,通过肢体的伸展,以及对肌肉和韧带的拉伸,有助于提高大脑对人体平衡力的控制,可增强人体平衡能力,舒筋活络,畅通气血,使全身得到放松。

(五)头颈部运动

详见第四章"颈椎病保健操"之一至五式。老年人在练习时,若感到头晕,请暂停动作,休息片刻后再继续。

作用:可疏通头颈部经络,畅通气血,放松颈部肌肉,促进颈部血液循环,缓解颈部神经、血管压力,有助于改善大脑的供血、供氧。

(六)摇头摆尾去心火

详见第二章八段锦第五式。老年人练习此式时,可适当减慢动作,注意防止摔倒。

作用:通过刺激脊柱、督脉,达到疏经泄热的作用,有利于去除心火。

二、手指保健操

人的双手是人体精妙的工具,经过长时间的进化发展,手已经具备了较为完善的功能。手是人体的重要组成部分,对身体健康起着非常重要的作用。

从传统中医的经络腧穴理论,到现代西医学的手部解剖,人们对于手的研究从未中断过。传统中医学认为,人体是一个有机的整体,各个脏腑、器官之间都有着密不可分的联系。手作为整体的一部分,通过经络与全身相联系。而作为经络的集散地,手对于全身各大系统的影响是不言而喻的。手能反映人体内脏的功能状态,通过手指按摩与保健,能起到强身健体、预防疾病的作用。

这套手指保健操,就是以中医学的经络腧穴理论为基础,结合了相关推拿的手法,对于增强体质、活跃大脑、防病治病具有独特的作用。

(一)搓擦、按揉双手

1. 将双手的手掌与手掌、手掌与手背、手背与手背相互贴合,按上、下、左、右的顺序,分别快速摩擦 10~20 次,力度不必过大,以摩擦发热为宜(图 3-153~图 3-155)。

作用:手心、手背分布着众多的穴位和人体反射区,每日搓擦双手可以促进血液循环,使人体气血冲和,有助于预防老年人手指麻木,使手部皮肤光泽、温润,还能提神健脑,对于老年痴呆有一定的预防作用。

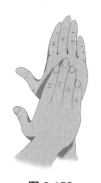
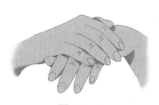
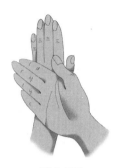

| 图 3-153 | 图 3-154 | 图 3-155 |

2. 用大拇指的指腹按顺时针或逆时针的方向在手掌、手背处进行按压、画圈揉动,时间因人而异,不超过 5 分钟,略感疼痛为宜;稍事休息后,用拇指和食指揉捏、点按手部的穴位区和反射区,力道由轻到重,略感疼痛为宜,每次 5 秒,反复进行(图 3-156~ 图 3-158)。

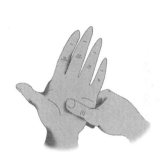
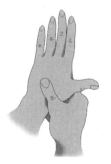
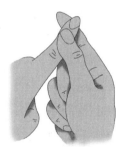

| 图 3-156 | 图 3-157 | 图 3-158 |

作用:根据刺激区域的不同,可以缓解该区域对应人体脏腑器官的初期病变症状,改善生活质量。每日练习还能舒筋活络,防治手部麻木、关节僵硬、手指扭挫伤等病症。

(二) 旋转大拇指

双手同时运动。先将食指、中指、无名指和小指四指并拢、伸直,再将大拇指尽可能地抬起,缓慢画圈,速度不必过快,其余四指保持不动,同时配合呼吸吐纳,先按顺时针方向转动,再按逆时针方向转动,两个方向各运动 1~2 分钟(图 3-159、图 3-160)。

作用:能够改善呼吸,提神醒脑。此外,故该运动还可以补益脾胃,增强食欲,对脾胃虚弱、食欲不佳、体力不足者具有良好的效果。

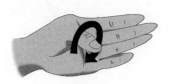

图 3-159

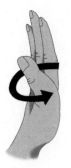

图 3-160

（三）手指拔伸

手指拔伸运动可练习者自己一人进行，也可以请旁人协助进行。首先拉伸左手手指，用右手拉住左手大拇指末端，做牵引、拉伸的动作，再依次拉伸其余四指，两手交替进行。请他人协助时，辅助者用一只手固定其手腕部，用另一只手拉住其手指末端，做牵引、拉伸的动作（图 3-161）。该运动主要适用于手指关节，注意拉伸时力量要适度，速度宜均匀，不可向两边偏移用力，以免损伤韧带。

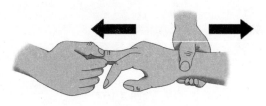

图 3-161

作用：此法具有放松手指关节，改善手指关节活动范围，增强手指灵活性等作用，可达到强筋健骨、延缓衰老的目的，适合老年人进行锻炼。

（四）叩击指尖

先将双手各个手指指尖相对，自然相碰，手掌成半球形（图 3-162）。慢慢分开双手，将双手指尖有节奏地相互叩击（图 3-163），20 次为一组，一边叩击一边数数，休息几秒钟后继续做下一组动作，叩击时力度不必过大，将力量均匀地分配到每对手指，以手指略感疼痛为宜。

作用：指尖部位神经分布密集，感觉灵敏，叩击指尖带来的疼痛感，可以刺激大脑，同时叩击指尖可以舒筋活络、调和气血，有助于强身健脑，预防老年痴呆。

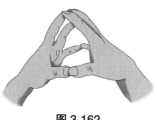

图 3-162

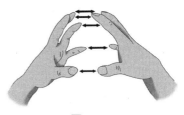

图 3-163

(五) 搓捏鱼际

1. 从双手手掌大拇指根部,下至掌根,伸开手掌时明显突起的部位,医学上称为大鱼际,此处肌肉丰富。将左、右手大鱼际相互触碰挤压,互相摩擦,持续 3~5 分钟,直到发热为止。或双手大鱼际对碰,分别按顺、逆时针方向旋转挤压,直到发热为止(图 3-164)。

作用:中医认为大鱼际与呼吸系统密切相关,摩擦大鱼际可以加快血液循环,促进气血流动,增强体质,对于防治感冒、鼻塞、咽喉肿痛等具有显著疗效。

2. 小鱼际和大鱼际相对,位于手掌小拇指根部,下至掌根的突起部位。双手手指并拢,用一只手的大拇指紧扣另一只手的小鱼际,呈"自我握手"状,紧握双手 10 秒后慢慢放松,休息 3 秒后继续握紧,如此反复做 5~10 次,空闲时刻均可自行锻炼(图 3-165、图 3-166)。

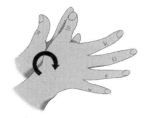

图 3-164

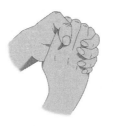

图 3-165

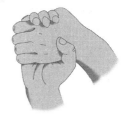

图 3-166

作用:中医认为小鱼际与人体内的心脏、小肠等内脏器官互相关联,按压小鱼际能够促进血液循环,调节脏腑功能,起到强身健体、增强抵抗力的作用,还可以缓解腹痛。

三、护齿健齿保健操

叩齿,作为一种常用的养生保健方法,在我国有着悠久的历史。中医学认为,"肾主骨,齿为肾之余",长期坚持叩齿、鼓漱不仅能够坚固牙齿,还可使肾精充盈、身体强健。

（一）空口叩齿

叩齿，即上下牙齿短促、用力地咬合。叩齿前宜保持心态平和，静心凝神，口唇微闭。上下牙齿有节奏地咬合36次。叩齿的力度可根据自身牙齿状况决定轻叩或重叩，以不引起疼痛为宜。

作用：长期坚持不懈地叩齿能够健齿、固齿。叩齿时，由于牙齿的相互撞击，血液循环加快，可活跃牙龈血供，激发牙齿自身抵抗力，使牙齿与牙周组织更加坚固稳定。

（二）牙龈按摩

舌微用力，将力量集中在舌尖部位，从左到右、再从右往左舔舐上腭，共来回摆动舌36次，再分别用舌尖舔上牙龈、左右脸颊及下牙龈，按顺时针或逆时针方向画圈36次。

作用：对牙龈进行舔舐，可有效地促进牙龈血液循环，使气血通利、经络畅通，起到护齿健齿的作用。

（三）鼓漱吞津

牙龈按摩时，会有津液（唾液）产生，此时不要咽下，待唾液逐渐增多后，用舌抵住上腭以聚集唾液，鼓腮用唾液做漱口动作（鼓漱）36次，最后分3次重重咽下。

鼓漱吞津的要点：吞津时喉部用力，令下咽时发出"汩汩"声。若唾液量不足以分3次咽下，可重复空口叩齿、牙龈按摩、鼓漱吞津的步骤，每做一组咽下一口津液。

作用：津液是维持人体正常生命活动的基本物质，含有大量营养成分。而唾为肾之液，因此鼓漱吞津除了能够清洁口腔、保护牙齿外，也可濡养肾精，使其充沛。

四、防止下肢静脉血栓保健操

一般老年人的血液黏稠度较高，再加上老年人缺乏体育运动或血管内膜受损，容易形成下肢静脉血栓。防止下肢静脉血栓保健操是一种简便易行的下肢保健运动，它主要通过指挥肌肉进行收缩、舒张运动，锻炼下肢，从而促进下肢的血液循环，防止下肢静脉血栓的发生。

（一）勾抬脚尖，屈脚踝

坐位，脚跟着地，脚尖上抬 30 秒；之后脚尖着地，脚跟上抬 30 秒（图 3-167、图 3-168）。

作用：此运动可带动小腿肌肉活动，使小腿肌肉进行收缩、舒张运动，促进腿部血液循环。

（二）环绕踝关节

坐位，稍抬左脚，保持踝关节以上腿部不动，移动脚踝，按顺时针或逆时针方向做环绕运动，以 1 圈为 1 次，左、右腿各做 10 次（图 3-169）。

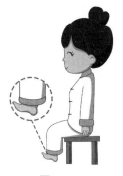
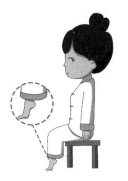
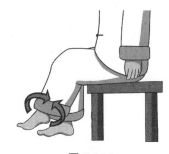

图 3-167　　　　　　图 3-168　　　　　　　图 3-169

（三）抬高下肢

方法一：仰卧位，两腿伸直平放，两手自然置于身体两侧，掌心向下。左腿平放，右腿轻轻抬起，停留 3~5 秒，尽可能垂直于床面（图 3-170），再缓缓放下，做伸屈运动，左、右腿各做 10 次。

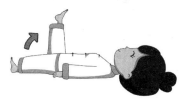

图 3-170

方法二：坐位，两手自然垂于身体两侧，两脚掌平放于地面，膝关节成 90° 角，左腿保持不动，抬高右腿小腿，使右腿与地面保持平行（图 3-171），停留 3~5 秒，左、右腿各做 10 次。

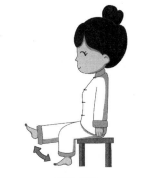

图 3-171

（四）上抬膝关节

站立位，右手叉腰，或者两手自然垂于体侧，抬高右侧膝关节，使大腿与地面保持平行（老年人可借助一个高度适宜的小板凳做此动作），停顿 3~5 秒，再缓缓放下，左右腿交替进行，一左一右为 1 次，反复进行 10 次（图 3-172）。

作用：此运动可使大腿肌肉收缩，活动膝关节，促进腿部血液循环，增加腿部力量。

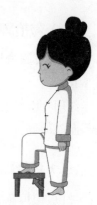

图 3-172

（五）背后七颠百病消（踮脚尖）：详见八段锦第八式（图 3-173）。

（六）下蹲

站立位，两脚分开，略宽于肩，脚尖向前，两手叉腰，屈膝下蹲，双手抱膝，再恢复直立状态（图 3-174、图 3-175）。如此一下一上为 1 次，反复进行 10 次。

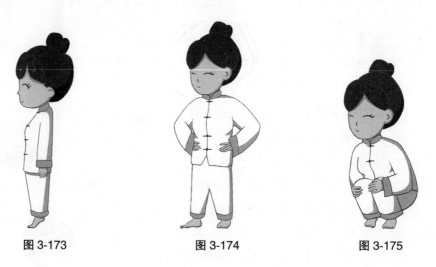

图 3-173　　　　　　图 3-174　　　　　　图 3-175

作用：下蹲运动可引起腿部肌肉强烈收缩，促进腿部血液循环，增加腿部力量。

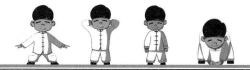

第四章　预防疾病类保健操

几千年来,中医一直主张"治未病"的思想,认为"上医治未病",也即是在疾病尚未发生之时,采用恰当的方法防患于未然,阻止疾病的发生。在长期的医疗实践中,中医形成了丰富的预防多种疾病的养生保健方法。不同部位、系统的疾病有着不同的预防保健方法。本章主要介绍针对感冒、颈椎病、肩周炎、腰椎间盘突出症及胸椎疾病预防、康复的保健操。

第一节　预防感冒保健操

感冒是最为常见的一种呼吸系统疾病,季节更替时更容易发生。中医常称之为"伤风",认为其是人体在正气不足时复感风、寒、暑、湿、燥、火(温、热)或疫毒之邪所致的一种外感病。感冒如不注意及时医治,也可能引发其他肺部疾病。预防感冒保健操是一项简单易行的保健运动,通过按揉穴位,疏通人体气血,祛风通络,宣肺解表,强壮身体,提高人体抵抗力,从而达到预防感冒之效。

(一)按摩鼻通、迎香穴

鼻通穴位置:又名上迎香,属经外奇穴,位于鼻孔两侧,近鼻唇沟上端(图4-1)。

迎香穴位置:属手阳明大肠经穴,位于鼻翼外缘中点旁开0.5寸,鼻唇沟中(图4-1)。

1. 坐位,两腿分开,与肩同宽,脚尖向前,两手自然置于大腿上,自然、平静地呼吸(图4-2)。

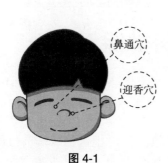

图 4-1

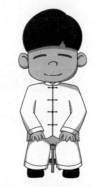

图 4-2

2. 两手轻握拳,拇指、食指相贴,两手拇指背面指间关节微微弯曲,分别置于鼻通穴上,目视前方或轻闭双眼(图 4-3、图 4-4)。

3. 两手拇指指背从鼻通向下摩运至迎香穴,力量应稍大,以不引起疼痛为宜,同时两肘上扬、外展(图 4-5)。

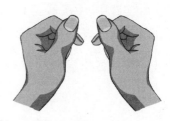

图 4-3

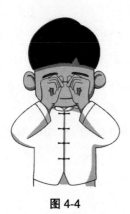

图 4-4

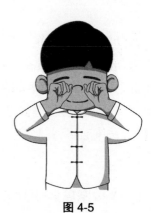

图 4-5

4. 两肘内收复位,两手拇指指背从迎香穴向上摩运至鼻通穴。

5. 如此反复做 10~20 次,之后两手缓缓置于大腿上,睁眼,目视前方。两手收回,自然放于身体两侧。

作用:按摩鼻通穴,可促进鼻腔内血液循环,通利鼻窍,疏散风热。按摩迎香穴,有助于疏通肺经和大肠经,预防感冒。

（二）点按印堂穴

印堂穴位置：位于人体前额部，在两眉头的中间（图 4-6）。

1. 坐位，两腿分开，与肩同宽，脚尖向前。挺胸收腹，眼睛正视前方，轻闭双眼。使用一只手拇指（食指或中指皆可）的指肚，用较强的力点按印堂穴，反复做 10~20 次（图 4-7、图 4-8）。

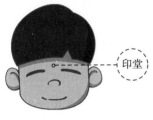

图 4-6

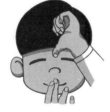

图 4-7

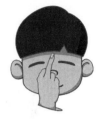

图 4-8

2. 结束后两手轻轻放在大腿上（图 4-9）。

作用：点按印堂穴可起到明目通鼻、疏风清热、宁心安神的作用。经常按摩印堂穴，能增强鼻黏膜上皮细胞的增生能力，并能刺激嗅觉细胞，使嗅觉灵敏，并可预防感冒和呼吸系统疾病。

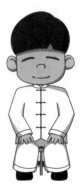

图 4-9

（三）擦风池、大椎穴

风池穴位置：位于项部，枕骨之下，胸锁乳突肌与斜方肌上端之间的凹陷处（图 4-10）。

大椎穴位置：位于后正中线上，第七颈椎棘突下凹陷中（图 4-11）。

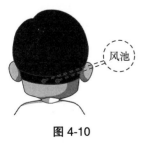

图 4-10

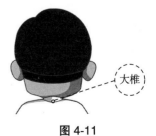

图 4-11

1. 坐位，两腿分开，与肩同宽，脚尖向前。两手自然置于大腿上，自然、平静地呼吸，目视前方或轻闭眼（图 4-12）。

2. 将双手食指、中指及无名指三指并拢,分别置于左侧和右侧风池穴处(图 4-13),先用右手从右侧风池穴摩擦至左侧风池穴,然后用左手从左侧风池穴摩擦至右侧风池穴,左右交替,反复做 10~20 次。

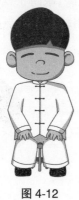

图 4-12

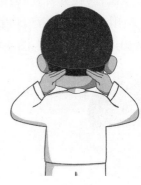

图 4-13

3. 两手收回,自然放于身体两侧。

4. 先将左手 4 指并拢放于颈项部,反复斜擦大椎穴 30~50 次,左右交替进行。

作用:风池穴是足少阳胆经的重要穴位,具有疏风解表、清利头目、通利官窍之功效,是治疗感冒的要穴。大椎穴是人体督脉上重要的穴位之一,经常按摩、揉搓大椎穴,有利于振奋人体阳气,疏通督脉,行气活血,增强身体抵抗力,预防和治疗感冒、咳嗽、头痛等疾病。因此,经常擦按这两个穴位,可以很好地防治感冒。

(四) 点按合谷、后溪穴

合谷穴位置:在手背第一、二掌骨间,第二掌骨桡侧的中点处,或拇、食指合拢,在肌肉隆起最高处(图 4-14)。合谷穴是属于手阳明大肠经的穴位。

后溪穴位置:在微微握拳时,第五掌指关节后尺侧,横纹尽头处(图 4-15)。后溪穴是属于手太阳小肠经的穴位。

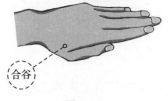

图 4-14

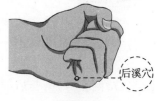

图 4-15

1. 坐位,两腿分开,与肩同宽,脚尖向前。两手上抬同时外旋,曲肘,收至胸前,与肩齐平处,右手叠于左手上(图 4-16)。

2. 先将右手拇指指肚置于左手的合谷穴,再将右手中指指肚置于左手的后溪穴,同时用力按压两穴,力度以有酸胀感为宜(图 4-17、图 4-18、图 4-19)。

3. 两手缓缓下落,置于大腿上,目视前方(图 4-20)。

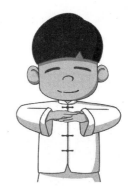

图 4-16

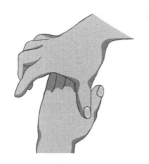

图 4-17

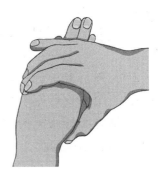

图 4-18

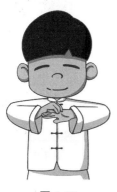

图 4-19

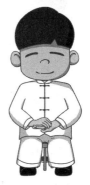

图 4-20

4. 重复 1 至 3 的动作,唯左右相反。反复做 10~20 次。

5. 两手收回,自然放于身体两侧。

作用:合谷穴属手阳明大肠经的原穴,点按合谷穴有助于提高身体抵抗力,预防感冒,防治肺部疾病。后溪穴为手太阳小肠经的输穴,为八脉交会穴

（通于督脉），点按后溪穴可防治头项强痛、腰背痛、手指痛及肘臂挛痛等痛证，以及耳聋、目赤、癫狂、痫证等病症。

（五）叩击足三里

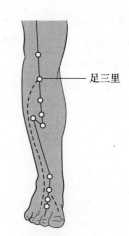

图 4-21

足三里穴：位于小腿前外侧，在犊鼻（外膝眼）下 3 寸，距胫骨前缘 1 横指处（图 4-21），为足阳明胃经穴位。

1. 坐位，两腿分开，与肩同宽，脚尖向前，两手自然置于大腿上，自然、平静地呼吸，目视前方（图 4-22）。

2. 正确找到足三里穴位置，两臂外展，轻轻握拳。

3. 身体前倾，同时前臂旋后，拳心向上（图 4-23），用两拳小鱼际处叩击足三里，力度以足三里处有酸胀感为宜，连续敲打 10~20 次，反复进行 10~20 次。

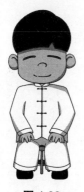

图 4-22

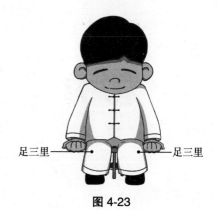

图 4-23

4. 两手收回，自然放于身体两侧。

作用：足三里穴属于足阳明胃经合穴，胃的下合穴，属于保健要穴，有强身健体之效，经常叩击足三里穴有助于预防感冒。

（六）掐按列缺

列缺穴位置：两手虎口交叉，一手食指压于另一手手腕后桡骨茎突上，食

指所触及的凹陷处,即为列缺,属手太阴肺经穴
(图 4-24)。

1. 坐位,两腿分开,与肩同宽,脚尖向前,两
手自然置于大腿上,自然、平静地呼吸,目视前方
(图 4-25)。

2. 两手上抬,相叠于胸前,掌心向下,右手
拇指置于左手列缺穴上,用拇指指端甲缘用力
掐按穴位,力度以引起酸胀感为宜,目视前方
(图 4-26)。

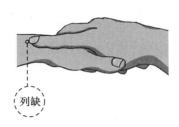

列缺

图 4-24

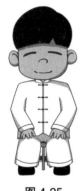

图 4-25

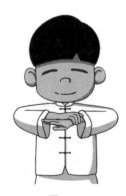

图 4-26

3. 两手缓缓放下,再重复 2 的动作,唯左右相反。反复进行 10~20 次。

4. 两手收回,自然放于身体两侧。

作用:列缺穴属于手太阴肺经之络穴,亦是八脉交会穴(通于任脉),有宣
肺解表,通经活络,通调任脉的作用,临床上主要用于配合治疗咳嗽、气喘、头
痛、尿血等病症。

第二节　预防颈椎病保健操

颈椎病保健操是一种便捷的颈部保健运动,它主要通过对颈部肌肉进行
拉伸等简单的颈部运动,来达到对颈部肌肉与关节的锻炼,从而加速颈部血液
循环,放松颈部肌肉,增强颈部韧性,缓解颈椎压力,减少颈椎病的发生。该运

动对于长期伏案的工作人员或者患有轻度颈椎病的人群,多有益处。但针对较严重的颈椎疾病患者,建议在专业医生指导下进行颈椎操的锻炼。

准备姿势:站立位,双脚略分开,与肩同宽,双手叉腰,自然呼吸,目视前方(图4-27)。

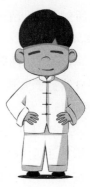

图4-27

(一)耸肩

双肩向上,尽量靠近耳朵,保持3~5秒,呼气,还原(图4-28)。保持放松3秒,然后再重复做动作。每组动作做5~8次,以下同。

(二)旋肩

双肩尽量向前、向上再向后、向下旋转(图4-29),动作宜缓慢。呼气,保持放松3秒,然后反方向进行。

(三)伸展颈部

抬头向上看正上方天花板,保持2秒(图4-30)。呼气还原,保持放松3秒。

(四)屈颈

低头向下,下巴尽量贴近胸骨(图4-31),保持2秒,呼气还原,保持放松3秒。

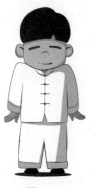
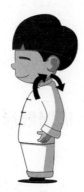
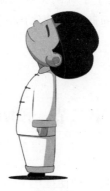
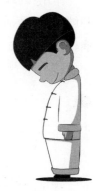

图4-28   图4-29   图4-30   图4-31

（五）转动颈部

头部向右旋转,让下巴尽量靠近肩部关节,保持 3~5 秒(图 4-32),呼气还原,保持放松 3 秒,然后反方向进行。

（六）转头推掌

头部向右旋转,同时右手经体前向左肩上方尽量推掌,左手屈曲紧贴后背正中(图 4-33、图 4-34),保持 3~5 秒,呼气还原,放松 3 秒,然后反方向进行。

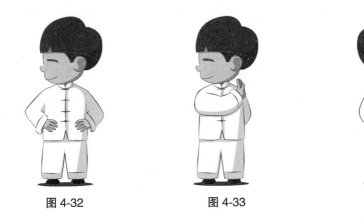

图 4-32   图 4-33   图 4-34

（七）扩胸旋转

1. 双臂在胸前交叉,尽量向下、向对侧伸展,低头含胸,保持 2 秒(图 4-35)。
2. 双臂向上画圈,尽量扩胸,双臂尽量外旋,肘关节屈曲呈 90° 与肩平,头尽量向左侧旋转,眼看左手后方(图 4-36)。

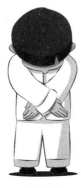
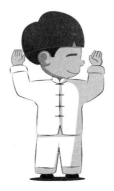

图 4-35   图 4-36

3. 然后反方向进行。

（八）颈肌强化

双手十指交叉于后枕部抱头,略低头,双肘关节向后尽量扩胸(图 4-37),用力抬头,双手略向前加力,与头对抗。

（九）沉肩抬头

1. 低头含胸,双手在背后十指交叉,肘半屈,手心向上(图 4-38)。

2. 挺胸,用力伸肘,同时翻掌向下,头部向上、向前伸,保持 3~5 秒(图 4-39),呼气,还原放松。

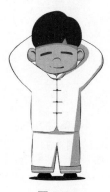
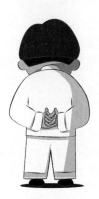
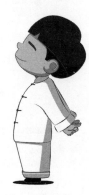

图 4-37   图 4-38   图 4-39

（十）屈肘旋臂

双手叉腰,左肩向外旋转,同时旋转左前臂至与左肩垂直,指尖向上,掌心向前,右肩向后旋转至右手在背后,手心向后,指尖向下,眼视左手后方(图 4-40),保持 3~5 秒,呼气,还原放松,然后反方向进行。

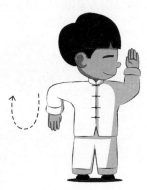

（十一）展臂扩胸

1. 两臂半屈在胸前交叉,上举到头上,抬头目视双手,保持 3~5 秒(图 4-41、图 4-42)。

2. 两臂分开,经体侧下降还原,呼气放松。

图 4-40

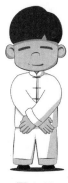

图 4-41

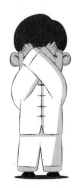

图 4-42

（十二）合臂转体

双手屈肘在胸前平行相对,左手手心向下,右手手心向上,左手前臂与肩平,向左尽量转体,眼看左手肘尖(图 4-43)。然后反方向进行。

收式:站立位,两手向身体两侧自然下垂,自然呼吸(图 4-44)。

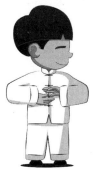

图 4-43

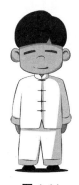

图 4-44

第三节　预防肩周炎保健操

肩周炎是肩关节周围炎的简称,为骨科常见病,属于中医"痹证"的范畴。本病的好发年龄在 50 岁左右,多见于体力劳动者及女性。它所带来的肩关节疼痛与活动受限等问题,给患者造成了痛苦以及日常生活上的不便。按照本节所介绍的保健操进行肩关节的功能锻炼,对肩周炎的预防及康复大有裨益。坚持正确而有效的肩关节锻炼,可以舒筋活络,调畅气血运行,起到促进局部血液循环、防止和松解组织粘连、改善关节活动度和增强肌肉力量的作用。

（一）上举法

站立位，两手互相握住，向前伸肘，双手（或用健侧手带动患侧手）经身体前方上举放下，幅度逐渐增大，反复进行 10 次（图 4-45、图 4-46）。

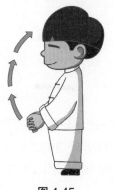 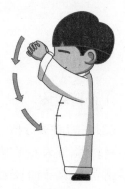

图 4-45 图 4-46

（二）内收压肩法

站立位，用左手手掌将右手肘部托住，将右手放置于左肩部，左肩尽量内收，同时右肩尽量外展，右手压肩（图 4-47），左右交替，反复进行 10 次。

（三）肩部摆动练习

左右摆动：站立位，身体前屈（弯腰状），两臂自然下垂放松，做肩部前后摆动练习，幅度逐渐增大，连续做 30~50 次（图 4-48）。

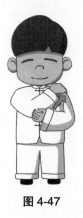

图 4-47 图 4-48

（四）旋肩法

站立位，双手在身体两侧自然下垂，做肩关节环绕运动，幅度由小到大，沿顺时针和逆时针方向各做 10~20 次（图 4-49）。

（五）体后拉手

站立位，将两手放置背后，用右手拉住左手腕部，缓慢上拉（图 4-50）。左右交替，反复进行 10 次。

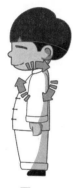

图 4-49

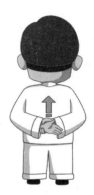

图 4-50

（六）手指爬墙

面对或侧对墙或扶梯站立位，用一侧上肢手指从低往高位爬墙或梯，待出现酸胀感觉之后（以能耐受为度），原位停留 1~2 分钟，再继续向上爬，将每次中指尖爬到的最高点做上标记，左右交替，反复进行 10 次（图 4-51、图 4-52）。

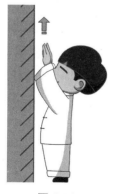

图 4-51

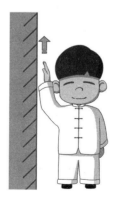

图 4-52

（七）摸对侧耳朵

一侧上肢上举过头,上臂紧贴同侧耳朵,用手触摸对侧耳朵,并由前向后滑动,反复进行 10 次（图 4-53）。

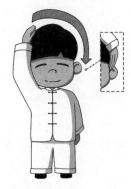

图 4-53

（八）弯腰画圈

站立位,双脚略分开,与肩同宽,向前弯腰,两臂分别做画圈运动,范围由小到大,分别按顺时针与逆时针方向进行 30~50 次（图 4-54）。

（九）后伸摸背

站立位,两臂交替向体后屈肘、屈腕,用手背去摸背部脊柱棘突,自下而上,待至最大限度后或感到少许疼痛或僵硬时停留 5~8 秒,再缓慢向下回到原处,反复进行 10 次（图 4-55）。

（十）肩部内收外展法

方法一:站立位,身体保持直立,两手手指交叉相握,置于颈后,两臂靠拢后外展,尽可能地向身体两侧打开,肘部向后靠,反复进行 10 次（图 4-56）。

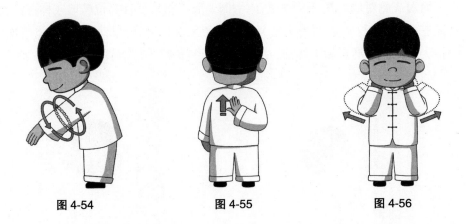

图 4-54　　　　　　　图 4-55　　　　　　　图 4-56

方法二:仰卧位,两手手指交叉相握,枕于颈后,其余同方法一（图 4-57）。

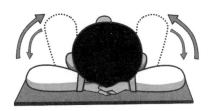

图 4-57

（十一）握棍上举

站立位,目视前方,两手握住木棒(或其他能代替的物品,以下同),两臂用力经身体前方将木棍向上举,眼睛随之转为目视上方,反复进行 10 次（图 4-58、图 4-59）。

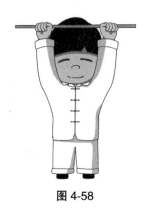
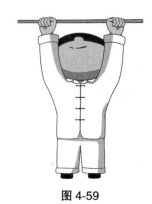

图 4-58　　　　　　　　　　　　图 4-59

（十二）握棒左右摆动

站立位,两手握住木棒,两臂用力向左右摆动,摆动时尽可能地向一侧摆动,越高越好,左右交替,反复进行 10 次（图 4-60、图 4-61）。

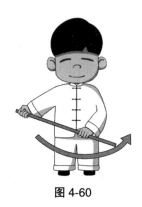
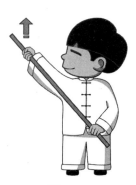

图 4-60　　　　　　　　　　　　图 4-61

（十三）握棒后举

站立位，两手置于身后，握住体操棒，两手尽可能地用力后举，反复进行 10 次（图 4-62）。

（十四）挤压肩胛骨

坐位，将左手手臂置于桌上，上半身前倾、下压（图 4-63），左右交替进行。

（十五）提毛巾法

站立位，拿一条长毛巾，双手握住毛巾两端放于身体后方肩背处，右手在下方，左手在上方，左手拉动毛巾，带动右手向上移，就像搓澡一样上下缓慢地移动（图 4-64），左右交替，反复进行 10 次。

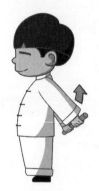
图 4-62

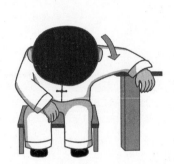
图 4-63

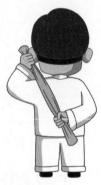
图 4-64

（十六）拉轮练习

背向定滑轮站立位，两手分别抓住滑轮吊绳一端，用右手拉动吊绳带动左手、左肩部做前屈及外展运动（图 4-65），左右交替，反复进行 10 次。

以上为防治肩周炎的常用保健操，大家可根据情况选择一部分或全部动作进行练习。肩周炎患者还可进行其他体育锻炼，如打羽毛球、抖空竹、举哑铃、吊单杠、打太极拳等。

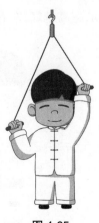
图 4-65

第四节 预防腰椎间盘突出症保健操

腰椎间盘突出症是较为常见的疾病。中医认为腰椎间盘突出症属"腰痛""痹证"范畴。其发病机理皆由风寒湿痹、瘀阻经络、气血运行不畅或气血虚弱、肝肾不足、筋脉失养所致,"不通则痛",或"不荣则痛"。腰椎间盘突出症保健操,通过简单的动作牵动不同的经络、脏腑,促进气血的运行,祛风散寒、舒筋活络、活血化瘀,从而达到"通则不痛"或"荣则不痛",对预防及治疗腰椎间盘突出症都大有益处。

(一)直腿抬高

详见"防止下肢静脉血栓保健操"第三式方法一。

(二)单腿抱膝

1. 仰卧位,两腿屈膝,两脚掌心贴地面,两手自然置于身体两侧,掌心向下(图 4-66)。

2. 抬左腿屈曲,两手抱住膝盖,向头部牵拉(图 4-67),当牵拉至最大限度时,停留 3~5 秒,再缓缓放下。左右腿交替进行 10 次。

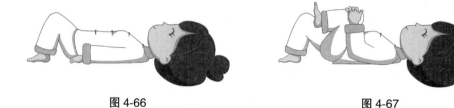

图 4-66　　　　　　　　　　　　　图 4-67

作用:单腿抱膝运动可刺激足太阳膀胱经及委中穴,缓解腰痛、下肢痿痹等不适。

(三)仰卧运动

仰卧位,两腿屈膝,两脚掌心贴地面,两手自然置于身体两侧,掌心向下。

抬高头颈部及肩部离开床面,保持腰以下部位不动,两臂伸直前伸,两手掌心触摸膝盖后,停留3~5秒,再缓缓躺下(图4-68)。反复进行10~20次。

作用:仰卧运动可刺激足太阳膀胱经及肾俞穴,缓解腰痛。

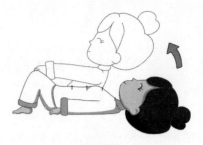

图 4-68

(四)桥式运动

详见胸椎保健操第十四式。

(五)腰段牵伸

1. 跪位,保持大腿及上半身直立,两手自然下垂于身体两侧(图4-69)。

2. 两臂前伸,肘部伸直,两掌掌心向下,面部朝下,上半身尽可能前伸(图4-70),伸到最大限度时,停留3~5秒,再缓缓复原。反复进行10~20次。

作用:该运动可疏通背部经

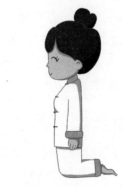

图 4-69

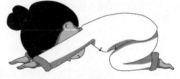

图 4-70

络,刺激腰背部腧穴如足太阳膀胱经上的背俞穴(尤其是肾俞穴)、背部奇穴(尤其是腰夹脊穴),能缓解腰痛,防治腰骶部不适,缓解下肢疼痛。

(六)半俯卧撑

1. 俯卧位,髋关节以下紧贴地面,屈肘,两手前臂及掌心紧贴地面,置于肩部的两侧,肘部用力支撑身体(图4-71)。

2. 髋关节紧贴床面,与两手一同作为支撑,撑起上半身,待两臂完全伸直后,停留3~5秒(图4-72),再慢慢放松。反复进行10~20次。

作用:该运动可刺激背部督脉及背部腧穴,锻炼脊柱,增强脊柱的灵活性和稳定性。

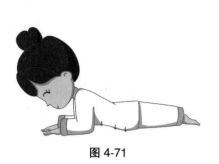

图 4-71

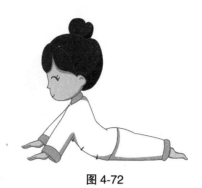

图 4-72

（七）飞燕式

俯卧在硬板床上，两臂外旋，置于身体两侧，两手掌心向下，两腿伸直。头、两臂同时抬高、后伸，两掌心相对，两腿上翘，腹部接触床的面积尽量小，如燕飞状，保持 5~10 秒，再慢慢放松，反复进行 10~20 次（图 4-73、图 4-74）。

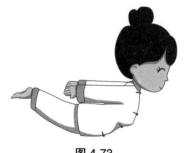

图 4-73

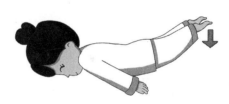

图 4-74

作用：该运动可以刺激督脉以及背部腧穴，改善腰椎间盘突出症相关症状，同时也能疏通肺经，防治心肺部疾病。此外，通过展肩扩胸的锻炼，还能纠正驼背、含胸等各种不良姿势，减少对腰椎的不良刺激。

（八）靠墙牵伸

站立位，一手伸直支撑于墙面，一手扶于腰部，辅助髋关节缓慢地向墙面运动，达到最大限度后，慢慢复位，反复进行 10 次（图 4-75）。

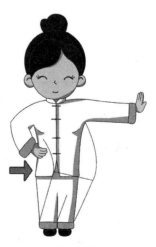

图 4-75

作用：该运动可疏通肾经和膀胱经，强筋骨，固腰肾，同时也可刺激脊柱和督脉，增强腰部的灵活性及稳定性。

第五节　预防胸椎病保健操

胸椎在整个脊柱中占段位最多。然而，胸椎的保健锻炼，相对于颈椎和腰椎锻炼，往往容易被忽视。现代人由于长时间伏案学习或工作，容易引起胸椎活动度受限，出现驼背的现象，这会影响体内脏器的健康，甚或导致神经受压。通过正确而适当的胸椎活动，既可增强胸椎的灵活性，又能提高身体的协调性，从而达到预防胸椎病的作用。

（一）呼吸运动

1. 体位可选站立位或坐位，将头部上仰到极限，同时用鼻子做深呼吸，将两肩向后打开慢慢贴近脊柱，吸气到极限后屏住呼吸 10~20 秒，然后缓慢呼气（图 4-76）。重复进行 5~10 次。

2. 坐位，两手置于腹部两侧，低头，同时用鼻子做深呼吸，将两肩向前正中线靠近，背部向后弓起到极限，吸气后可屏住呼吸 10~20 秒，然后缓慢呼气（图 4-77、图 4-78）。重复进行 5~10 次。

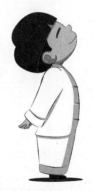

图 4-76

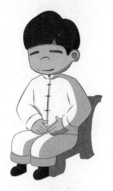

图 4-77

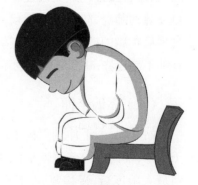

图 4-78

（二）伸展运动

端坐于有靠背的椅子上,腰部及以下保持稳定,两手于后枕部抱住头,将上半身向后仰(图4-79),再缓缓坐正。重复进行5~10次。

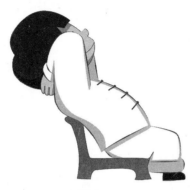

图 4-79

（三）屈曲运动

坐位,微微弯腰、低头、两肩放松,两上肢自然下垂,再坐正(图4-80、图4-81)。重复进行5~10次。

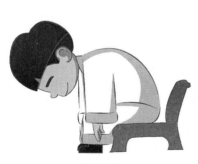

图 4-80

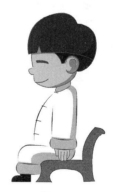

图 4-81

（四）旋转运动

坐位,腰部及以下保持固定不动,两手十指相扣置于头后,胸椎向左、向右慢慢来回转动(图4-82、图4-83)。重复进行5~10次。

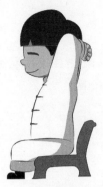

图 4-82

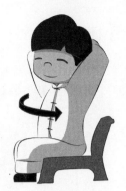

图 4-83

（五）侧屈旋转运动

盘腿而坐，双手自然地置于腿上（图 4-84）。上半身向右、向前、向下移动，右手可置于身旁，左手置于大腿上，面部朝下（图 4-85）。左右交替，重复进行 5~10 次。

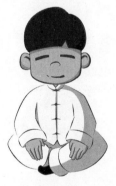

图 4-84

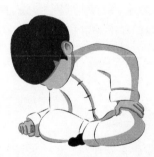

图 4-85

（六）前伸运动

两手十指交叉于身后，保持手臂伸直，挺胸，慢慢向后上方抬起，再放松（图 4-86）。重复进行 5~10 次。

（七）挤压运动

站于门口，将两手支撑于两侧门框上，与头齐平，手臂渐渐弯曲，上半身慢慢向前下压低，目视前方，然后慢慢复位（图 4-87、图 4-88）。重复进行 5~10 次。

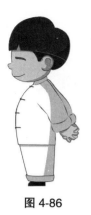
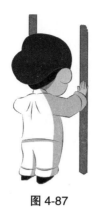
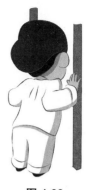

图 4-86　　　　　　　　图 4-87　　　　　　　　图 4-88

（八）前屈运动

站位，两臂向上伸直，双手握住固定物，两脚分开，膝盖可微屈，头部随上半身缓缓下压，手可置于不同高度进行运动（图 4-89、图 4-90）。重复进行5~10 次。

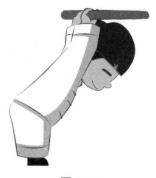
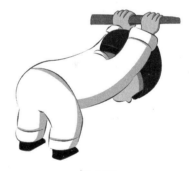

图 4-89　　　　　　　　　　　　　图 4-90

（九）平行旋转运动

背对墙站立，两脚分开与肩同宽，两脚固定不动，将身体慢慢向后扭转，头也随之转动，直到两手能触摸到墙壁，再缓缓复原至原位（图 4-91、图 4-92）。重复进行 5~10 次。

（十）平行旋转加强运动

背对墙站立，两脚分开与肩同宽，两脚固定不动，将身体慢慢向后转，头也随之转动，直到两手扶住墙壁后，慢慢将头转向肩后，再缓缓复原至原位

（图 4-93）。重复进行 5~10 次。

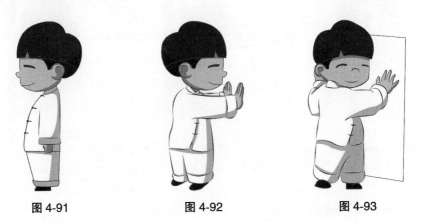

图 4-91　　　　　　　图 4-92　　　　　　　图 4-93

（十一）前屈旋转运动

　　站立位，两脚分开，略宽于肩，保持两脚固定，右手向前伸直扶住前方支撑物，左手穿过右手手臂下方，直到不能再向前伸，再向左后方旋转身体，充分伸展两手手臂（图 4-94、图 4-95）。左右交替。重复进行 5~10 次。

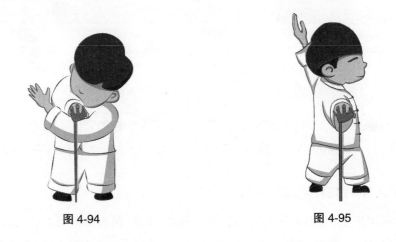

图 4-94　　　　　　　　　　　　　图 4-95

（十二）背伸运动

　　仰卧位，两手交叉置于脑后，两腿屈曲，两脚掌心贴地面，腰部紧贴床面，头部和胸部向前上方抬起，保持几秒后复位（图 4-96、图 4-97）。重复进行 5~10 次。

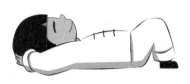

图 4-96

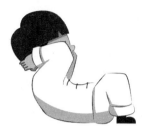

图 4-97

（十三）碾压胸椎

仰卧位,两腿屈曲,两手抱膝,脸贴向膝盖,呈抱球状,两腿向后碾压胸椎时,将膝盖拉向胸部（图 4-98、图 4-99）。重复进行 5~10 次。

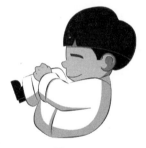

图 4-98

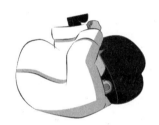

图 4-99

（十四）桥式运动

仰卧位,两腿屈膝,两脚掌心贴地面,两手自然置于身体两侧,掌心向下（图 4-100）。两脚作为支撑,臀部慢慢抬离地面,向上抬至极限后保持 3~5 秒,放松腰臀部,自然落于床面（图 4-101）。重复进行 5~10 次。

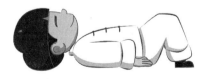

图 4-100

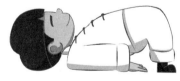

图 4-101

（十五）海豹式运动

俯卧位,两掌掌心向下,手指向前,肘关节屈曲,两上肢慢慢支撑起身体上半身,头慢慢向后仰,下半身完全不用力,再复位(图 4-102)。重复进行 5~10 次。

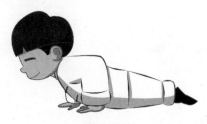

图 4-102

(十六) 猫扑运动

两膝跪地,两手掌心向下做前扑动作,前额贴地,面部朝下,两臂伸直置于头两侧,身体慢慢向前、向下压,停留 2~3 秒(图 4-103)。两臂慢慢支撑起身体,隆起背部,前额贴于地面,做含胸的动作(图 4-104)。重复进行 5~10 次。

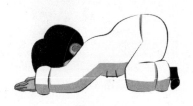

图 4-103

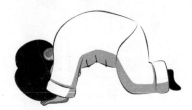

图 4-104

小贴士:

以下情况不适合做上述活动:饭后 30 分钟内;患有严重腰椎病、颈椎病及关节炎;患有高血压、心脑血管疾病;孕期,以及伴有其他身体不适时。